오 베이비

마흔 난임 부부의 고군분투 그림일기

오 베이비

1판 1쇄 인쇄 2019. 2. 10.
1판 1쇄 발행 2019. 2. 20.

지은이 Monee

발행인 고세규
편집 길은수 | **디자인** 지은혜
발행처 김영사
등록 1979년 5월 17일(제406-2003-036호)
주소 경기도 파주시 문발로 197(문발동) 우편번호 10881
전화 마케팅부 031)955-3100, 편집부 031)955-3200 | 팩스 031)955-3111

저작권자 ⓒ Monee, 2019
이 책은 저작권법에 의해 보호를 받는 저작물이므로
저자와 출판사의 허락 없이 내용의 일부를 인용하거나 발췌하는 것을 금합니다.

값은 뒤표지에 있습니다.
ISBN 978-89-349-8530-3 03510

홈페이지 www.gimmyoung.com   블로그 blog.naver.com/gybook
페이스북 facebook.com/gybooks   이메일 bestbook@gimmyoung.com

좋은 독자가 좋은 책을 만듭니다.
김영사는 독자 여러분의 의견에 항상 귀 기울이고 있습니다.

이 도서의 국립중앙도서관 출판예정도서목록(CIP)은 서지정보유통지원시스템 홈페이지
(http://seoji.nl.go.kr)와 국가자료공동목록시스템(http://www.nl.go.kr/kolisnet)에서
이용하실 수 있습니다.(CIP제어번호 : CIP2019003786)

/ Monee 글·그림 /

오
베
이
비

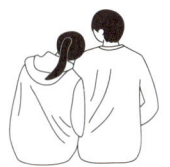

마흔 난임 부부의 고군분투 그림일기

김영사

추천의 글

아이를 낳지 않아 위기라고들 말한다. 하지만 낳고 싶어도 정작 임신이 안 되어 고민하는 난임 가정을 주위에서 어렵지 않게 만날 수 있다. 난임으로 진단받는 사람이 한 해에 20만 명 이상이다.

'난임'이란 무엇일까? 사전적 정의보다는, '부모가 되고 싶은 마음'과 관련해 이야기를 하고 싶다.

난임 부부들은 이 책의 주인공 부부처럼 부모가 되겠다는 마음을 먹기 전까지 별문제 없이 건강하게 지내온 경우가 대부분이다. 임신하지 못할 거라는 우려보다는 오히려 계획하지 않은 시기에 덜컥 임신할까 봐 피임을 열심히 하던 분도 많다. 그러다 부모가 되고 싶은 마음이 생겼는데 바로 임신을 하지 못하면 그때부터 많은 걱정 속에 병원을 찾고 여러

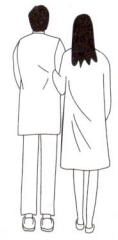

난임 검사와 치료를 받으며 주인공 부부처럼 점점 지치게 된다. 실제 난임 치료를 받는 환자 대부분이 "내가 이렇게 건강한데 왜 임신이 안 되냐" "이렇게 임신이 어려울 줄은 꿈에도 몰랐다"고 한숨을 쉬며 말한다. 부모가 되고자 하지 않는다면 겪지 않아도 될 어려움이다. 그래서 난임 환자는 몸보다 마음이 더 아프다.

체외수정시술만 받으면 곧 임신할 수 있다는 기대를 안고 어려운 결심을 내렸지만, 막상 임신하지 못했을 때 느끼는 좌절은 경험해보지 않은 사람이 가늠하기 힘들 정도이다. 매일 같은 시간에 주사를 맞고 난자를 채취하는 등 일련의 시술 과정을 견디며 초조하게 기다렸는데 임신이 되지 않았다는 결과를 받았을 때 가슴이 무너지지 않을 사람은 없다. "지금 겪는 어려움은 건강한 아이를 만나기 위한 과정이에요"라고 말씀드려도 많은 환자들은 책 속의 주인공처럼 '내가 뭘 잘못했나?'라고 자책한다. 이런 정신적 고통을 덜어주려 정부가 난임·우울증 상담센터를 통해 상담을 비롯한 여러 지원을 하고 있지만, 시술 실패로 많은 환자가 괴로워하는 것이 현실이다.

이 책을 보며 힘든 시기를 함께 겪는 난임 부부가 서로를 얼마나 위하고 생각하는지 다시금 깨달았다. 명절에 가족이 모인 자리에서 남편은 사실 아이를 좋아하지만, 부인이 슬퍼할까 봐 조카들과 같이 놀고 싶은 마음을 꾹 참는다. 그 모습을 본 아내는 남편이 아이를 별로 좋아하지 않는데 마지못해 자신에게 맞춰주고 있는 건 아닌지 고민한다. 상대방의 마음을 다치게 할까 봐 서로 배려하면서도, 너무 조심스러워 자신의 마음을 제대로 표현하지 못해 각자 속앓이하는 이들의 모습에서 어제도 오늘도 만난 난임 부부들의 모습이 떠올라 더욱 안타까운 마음이 들었다. '우리끼리만 살아도 괜찮을까?'라는 고민을 수없이 하는 그들이 크게 공감할 것이라는 생각도 들었다.

흔히들 난임의 반대말이 '임신'이라고 생각하는데, 나는 동의하지 않는다. 부모가 되고자 함께 노력했던 둘만의 시간이 꼭 시술 성공으로 이어지지 않아도 서로 힘이 되는 시간이기를, 그 후에도 더 만족스러운 삶을 맞이하기를 진심으로 바란다. 부모가 되길 간절히 바라는 모든 이들에게 "당신만 그런 게 아니에요"라며 위로를 건네는 이 책을 추천한다.

국립중앙의료원 중앙 난임·우울증 상담센터장
최 안 나

프롤로그

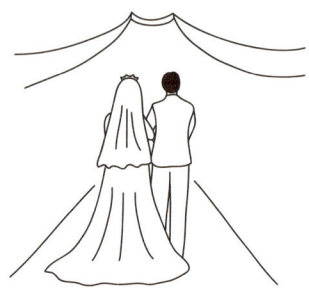

동갑내기 우리는 평생 함께하기로 약속했다.

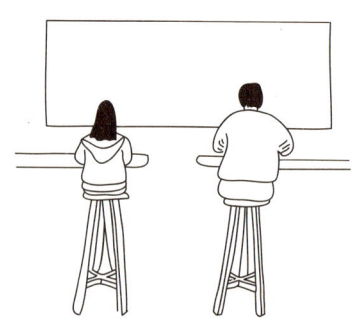

13년 전 늦깎이 대학생과 복학생으로 처음 만나

12년간 서로 다른 연애를 하고
1년간 같은 사랑을 한 후

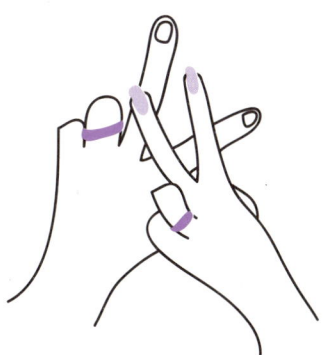

30대 끝자락에서 부부가 되었다.

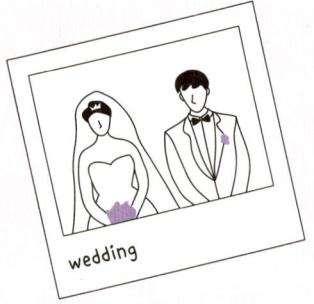

목 차

추천의 글 · 4
프롤로그 · 8

1장. 난임? 우리가요? · 13
2장. 우리끼리만 살아도 괜찮을까 · 97
3장. 부디, 이번에는 꼭 · 139
4장. 오 베이비! · 175

에필로그 · 230

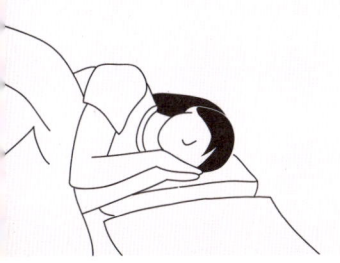
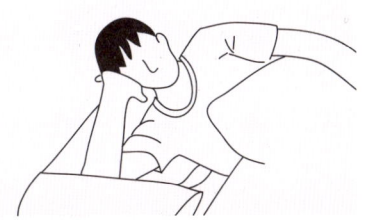

1장

난임? 우리가요?

1_허니문 베이비

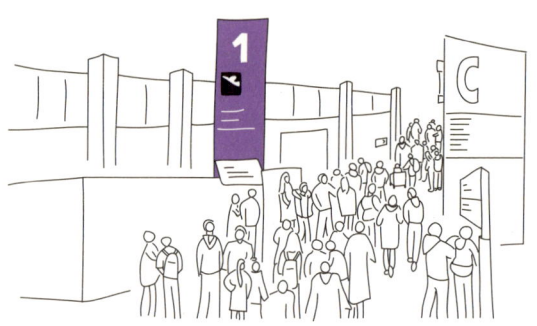

드디어 기다리고 기다리던 신혼여행!

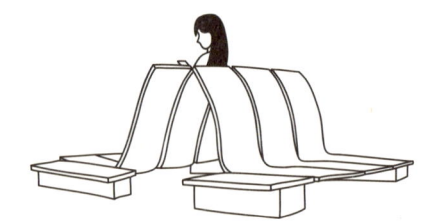

남편은 신혼을 좀 즐기다가 아이를 천천히 갖자고 하지만
나는 생각이 조금 다르다.

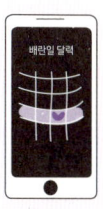
음…, 피렌체 가는 날
임신 확률이 가장 높네.

뭘 그리 열심히 봐?

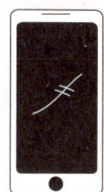

아니야, 가자!

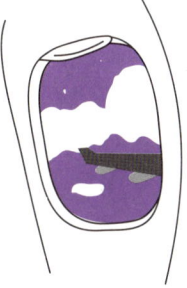

출발!

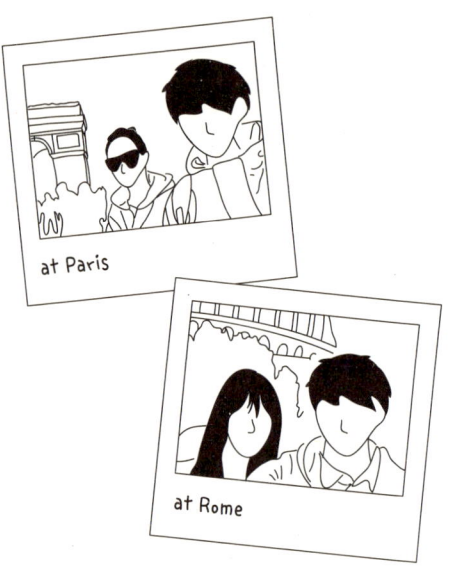

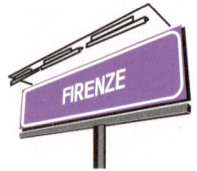
파리와 로마를 거쳐
드디어 피렌체 도착!

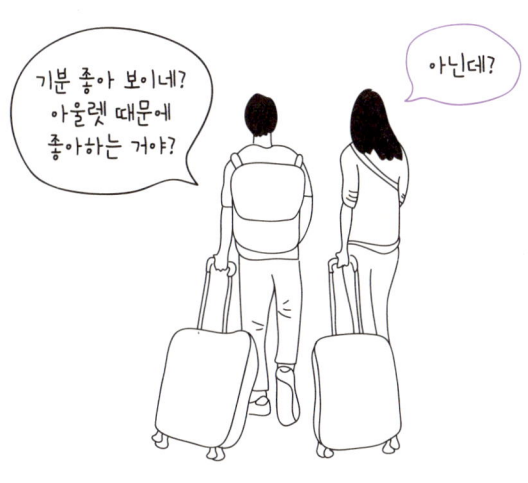

몇 시간 뒤

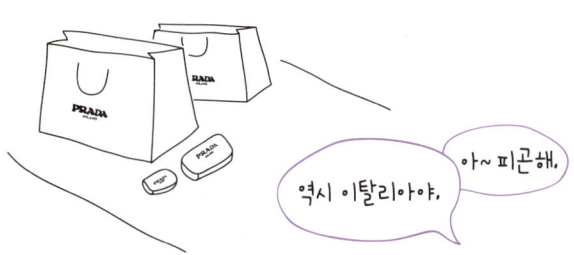

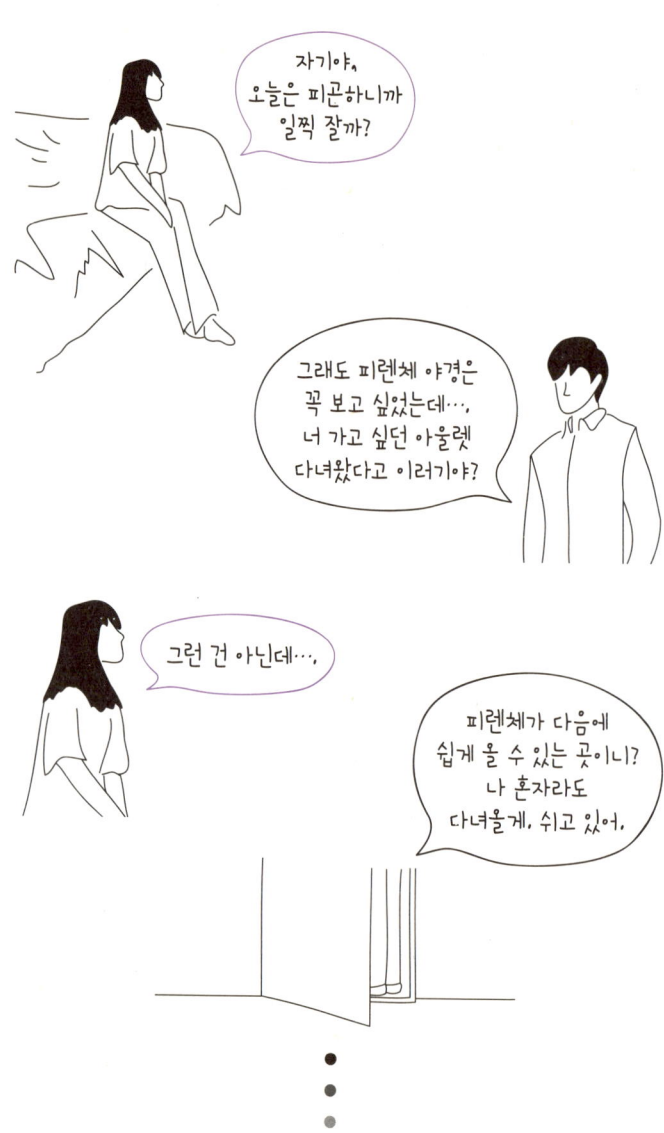

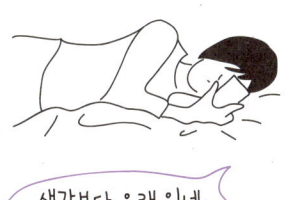

생각보다 오래 있네. 언제 올까?

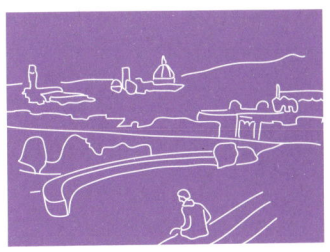

이 좋은 걸 나만 봐서 미안하네

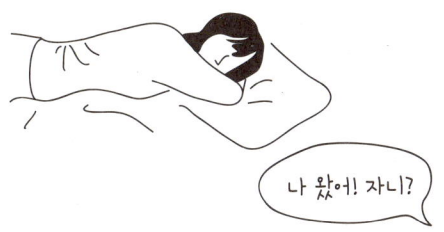

나 왔어! 자니?

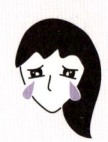

말도 많고 탈도 많았던 신혼여행.
평생 같이 살아야 한다고 생각하는 순간부터
서로에 대한 기대치가 많이 높아지는 것 같다.
'말하지 않아도 알겠지' '이 정도는 알아주겠지' 하는 생각,
아직 결혼한 지 얼마 안 되어서 뭐라고 정확하게 표현할 수 없지만
연애할 때와 확실히 다른 듯.

아무튼, 허니문 베이비는 실패!

2_아직인가?

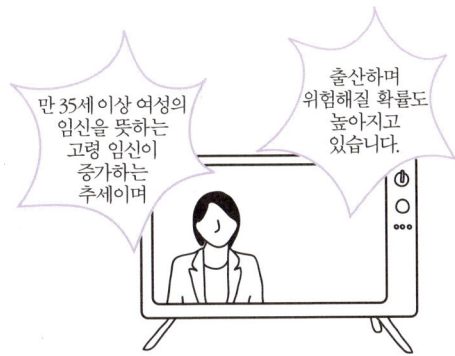

만 35세 이상 여성의 임신을 뜻하는 고령 임신이 증가하는 추세이며

출산하며 위험해질 확률도 높아지고 있습니다.

에휴, 벌써 서른여덟이네. 언제 이렇게 나이를 먹었지.

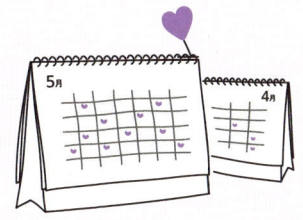

충분히 노력하는데 왜 소식이 없을까?

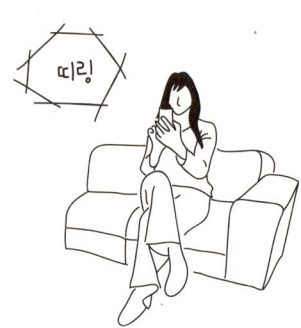

> 잘 지내?
> 깨 볶는 재미는 어떠냐?
> 좋은 소식은?

그러게. 아직 소식이 없네.

> 배란일 그런 거 신경쓰지 말고
> 매일매일 사랑하는 게
> 제일 좋다고 하던데.

아 정말?
나도 더 노력해야 하나..;;

> 뭐, 나도 4년이나 걸려서
> 임신한 경우라 장담은
> 못하지만.

·
·
·

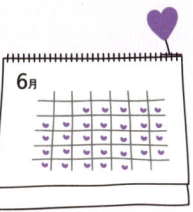

아, 이번에도 아닌가?

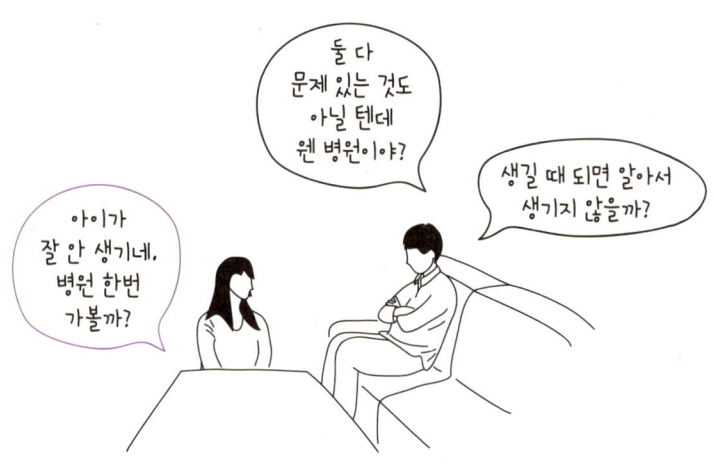

그래도 혹시 모르니까···.

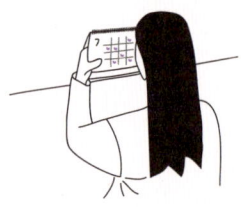

검사 받고 이상 없다는 결과가 나오면 마음도 편해질 테니
일단 병원에 가기로 했다.

며칠 뒤

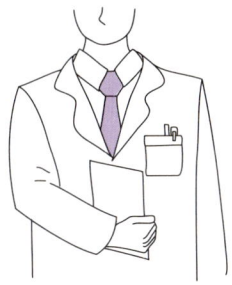

피임 없이 1년 정도 부부생활 하서도
아이가 안 생기면 보통 '난임'이라고 하는데,
나이도 좀 있으시고 시도한 지 6개월 정도 되었으니
검사해보시는 게 좋겠네요.

이번 생리 끝나고 3일 후 병원 오시고요.
간단한 검사니까 걱정하지 말고 오세요.

3_Why?

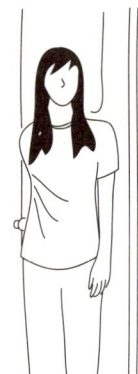

이번 달 생리도 끝났네. 이제 진짜 병원에 가봐야 하나?

자기야, 내일 모레 병원 같이 갈 거지?

이틀 뒤

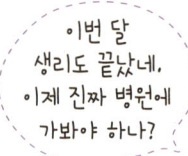

문제를 찾으려고 하는 검사가 아니라 문제가 없다는 걸 확인하는 검사니까 괜찮을 거야.

간단한 검사라고 했는데도 꽤 떨리네.

긴장하지 말고 잘 하고 와.

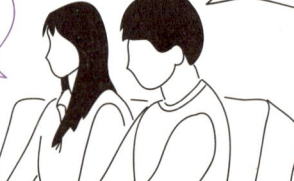

들어오세요!

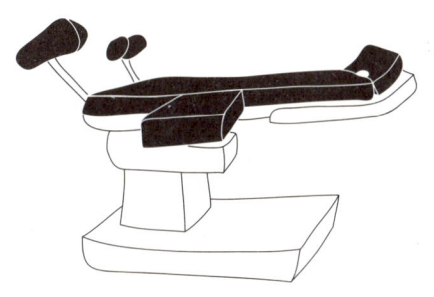

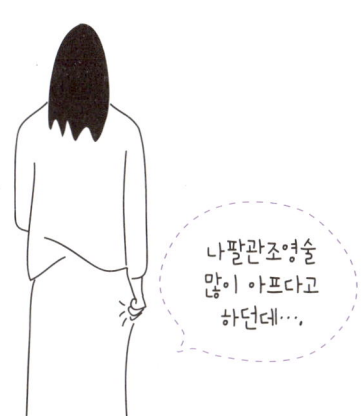

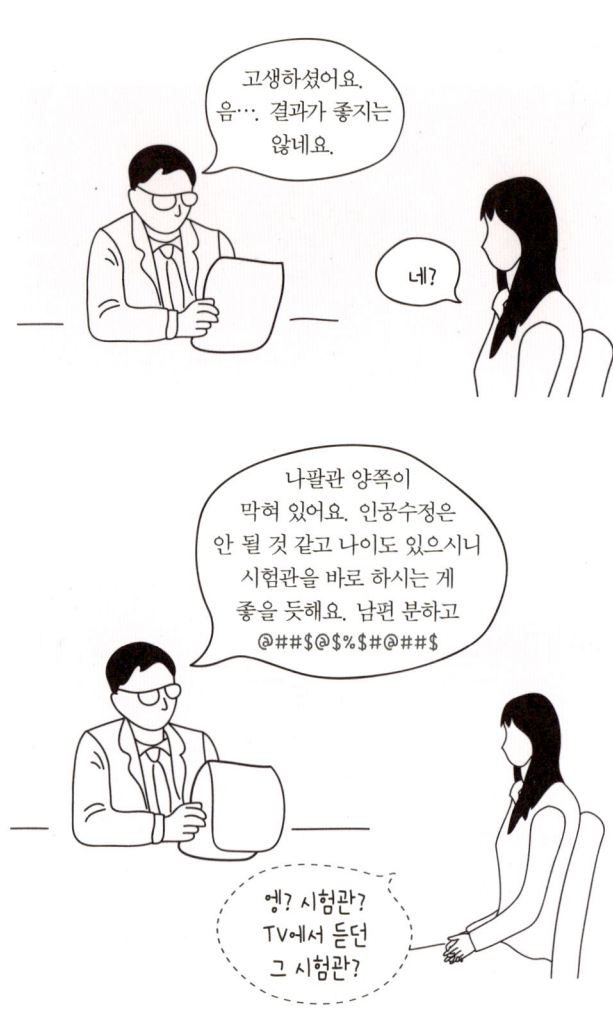

이게 무슨 상황이지?
그냥 남들 다 하는 임신만 하려는 건데?

4_별문제 없겠지

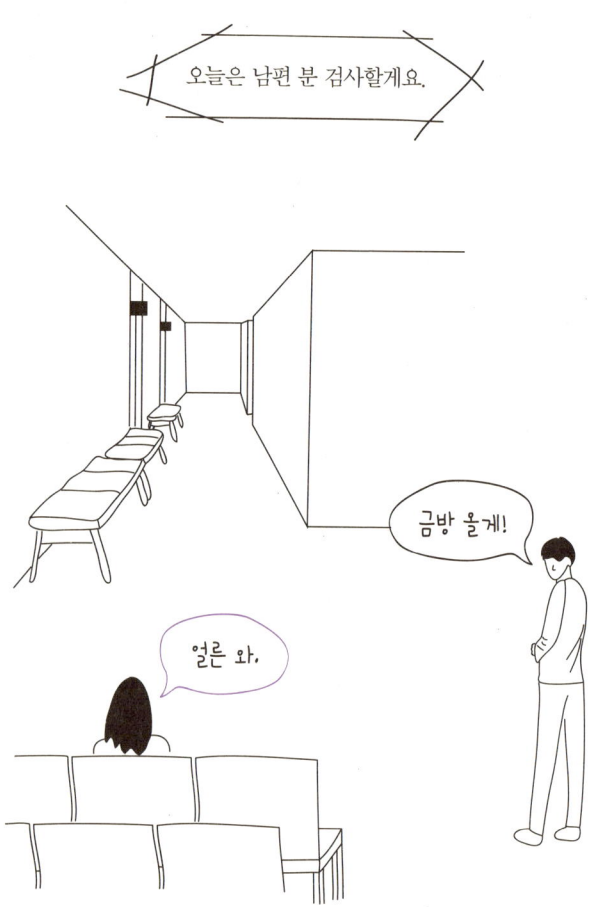

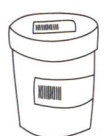

음, 여기에 담아 오라는 거지, 떨리네, 혹시 문제 있는 건 아니겠지?

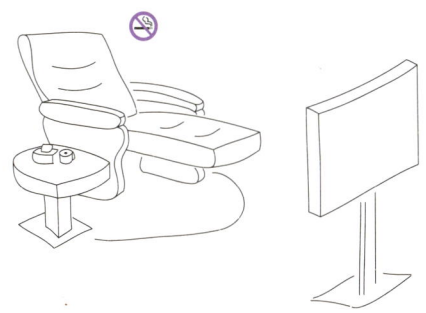

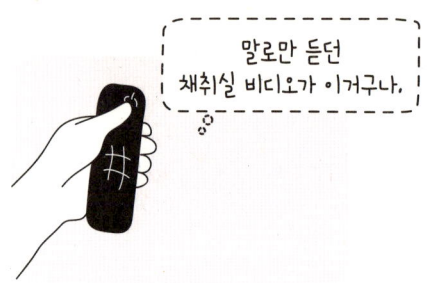

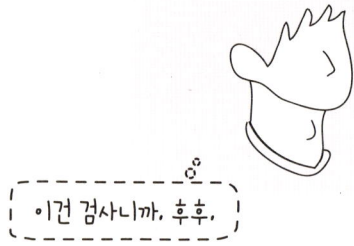

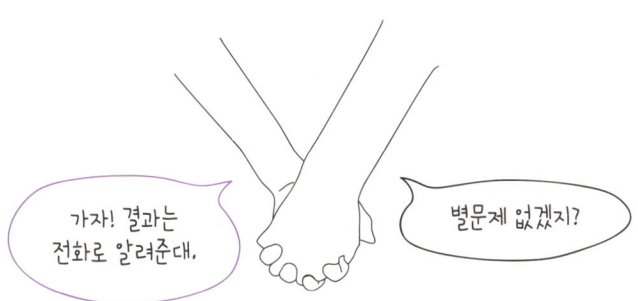

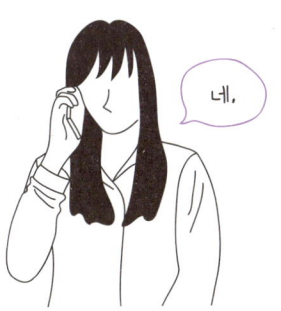

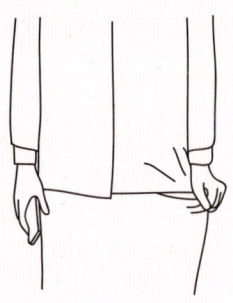

어떻게 해야 하지?
다른 방법은 정말 없을까?

5_결심했어

나와는 상관없는
이야기라고만 생각했다.

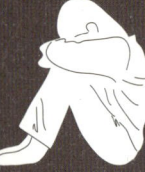

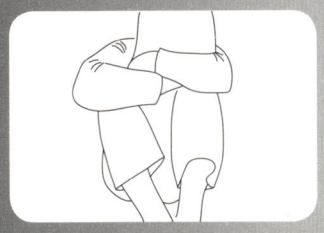

하지만 이렇게 슬퍼하고
자책해도 아무것도 달라지지 않는다는 생각이 들었다.

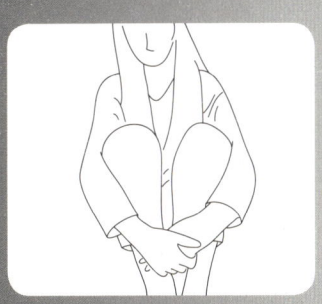

멍하니 이런저런 생각만 해봐야 시간만 갈 뿐,
지금 이 시간도 점점 아까워진다.

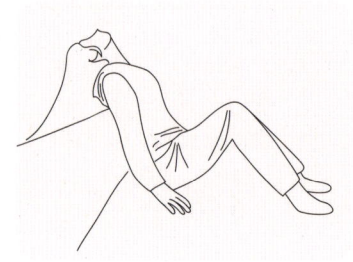

이럴 시간에 몸에 좋은 거
하나라도 더 챙겨먹는 게 맞는 것 같다.

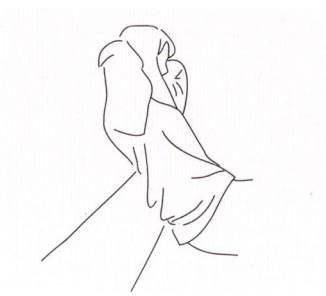

하루라도 빨리 시작해야 한다.

오늘이 내가 사는 날 중에
가장 어리고 젊은 날이니까!

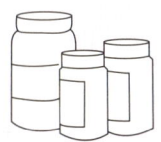

우선 몸에 좋은 약부터 챙겨 먹고!

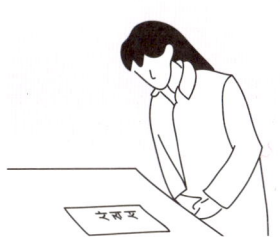

임신하면 관두려고 했던 어린이집을
미련 없이 그만두고!

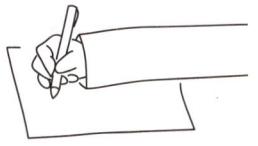

정부지원금도 신청하고!
지원 횟수가 있네? 이렇게 작성하면 되나?

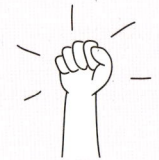

이제 준비된 것 같다.
한번 해보자!

6_첫 진료

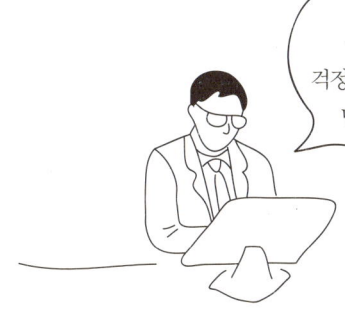

오늘부터 시험관시술이 시작됩니다. 잘될 거니까 걱정하지 마시고요. 우선 초음파 먼저 보고 말씀 나누지요.

문제는 없네요. 시술은 과배란·채취·수정·배양·이식 이렇게 총 5단계로 진행됩니다. 오늘부터 과배란 유도 주사를 약 10일간 맞으셔야 해요. 매일 같은 시간에 맞는 것이 중요합니다.

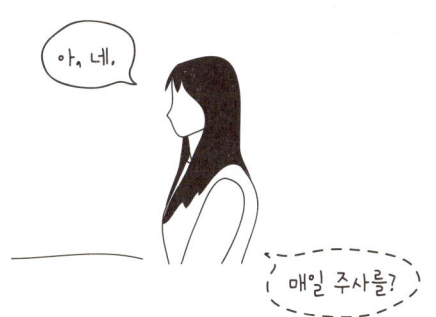

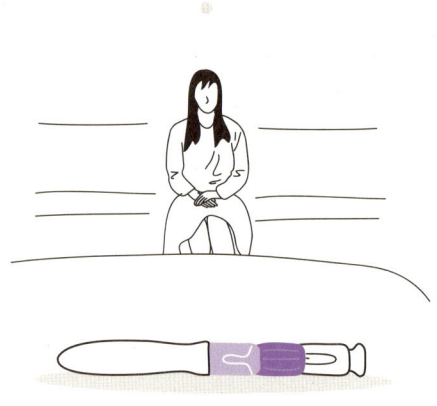

내가 내 배에 주사를
매일 놓아야 한다니,

에휴,

너무 긴장한 탓인지 이번에도
의사 선생님의 설명이 하나도 기억나지 않는다.
기억나는 거라곤, 간호사 선생님께서 말씀하신
"하다가 못하시겠으면 주사기 들고 병원으로 오세요"라는 말뿐.

이상하리만큼 금방 끝난 첫 진료, 사실 별것 아닌데,
나 혼자 너무 겁 먹고 있나?

7_알람이 울리면

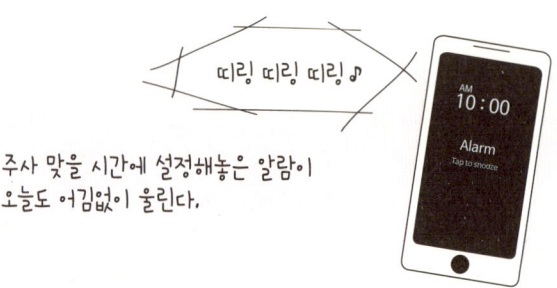

주사 맞을 시간에 설정해놓은 알람이
오늘도 어김없이 울린다.

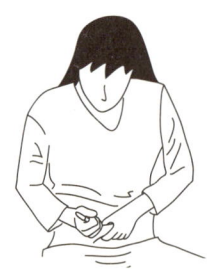

한쪽에만 주사를 놓기엔 너무 아파서
배의 좌우에 번갈아가며 놓는다.

배에 주사 자국이 늘어만 간다.

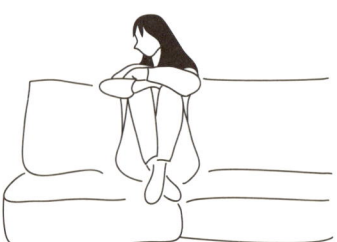

난 못할 줄 알았는데
막상 닥치니까 다 하게 되네.

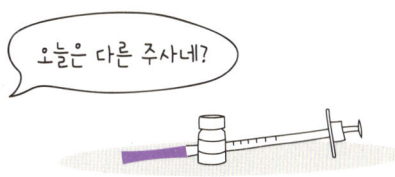

배란방지 주사야. 오늘은 이 주사를 놓아야 한다고 하네.

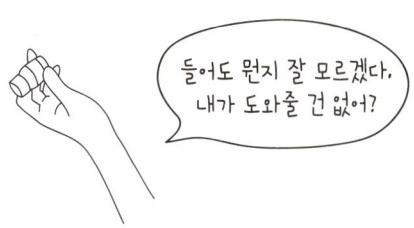

내 배에 주사 놔줄 수 있어?

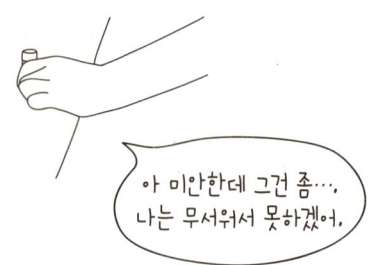

그럴 줄 알았어.
 그럼 주사기 속에 있는 액체하고 유리병 속에 있는 가루나 섞어줘.

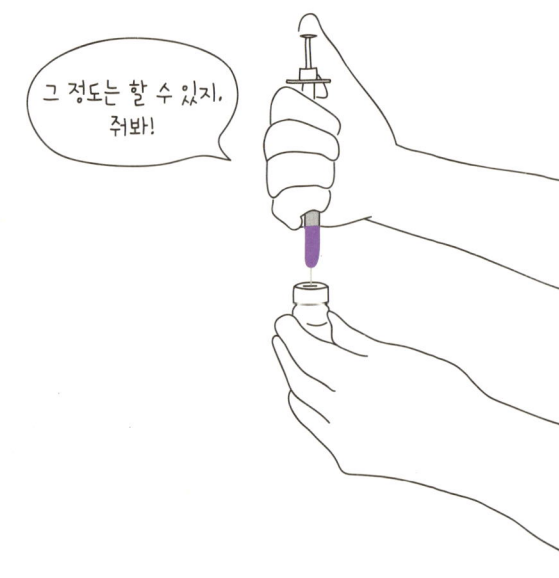

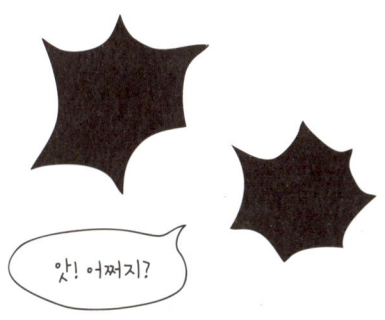

야! 뭐하는 거야! 그걸 쏟아버리면 어떡해!

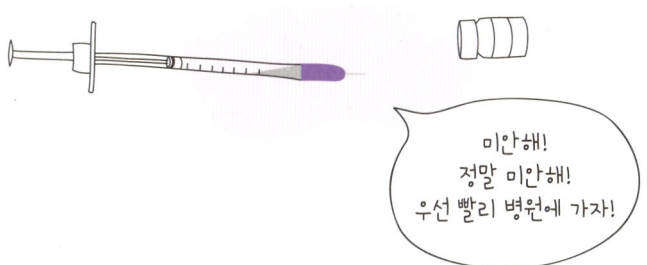

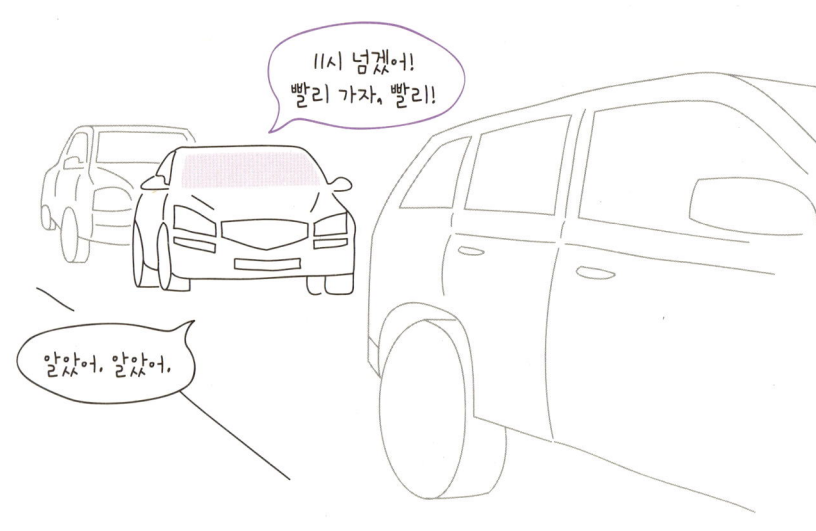

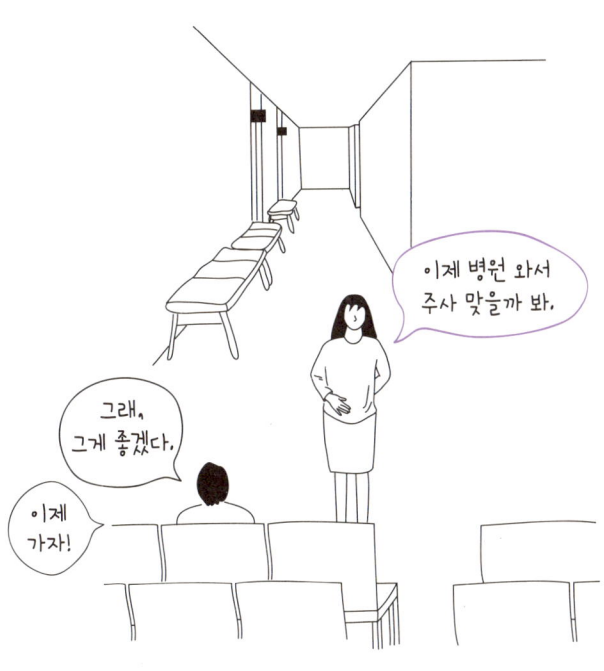
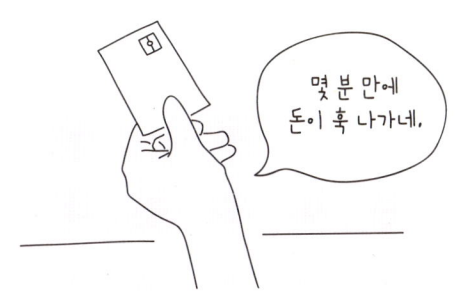

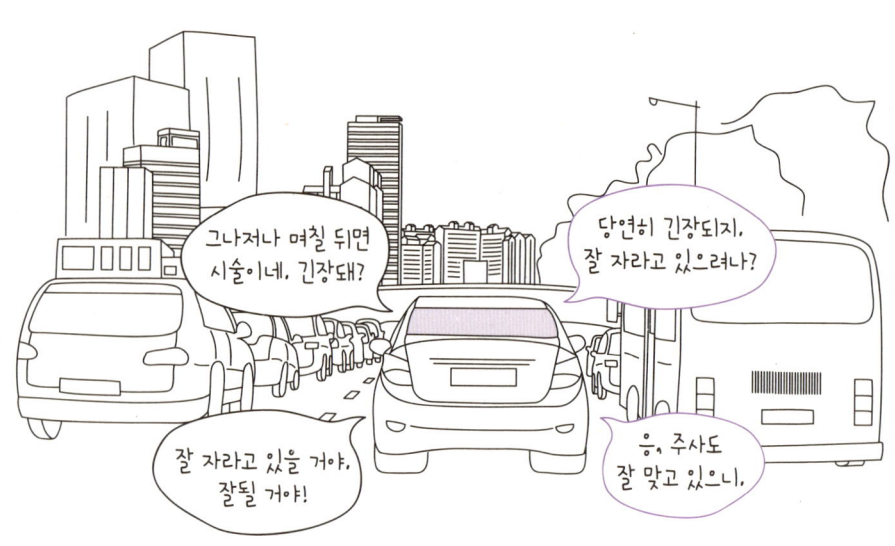

8_전신 마취를 하고

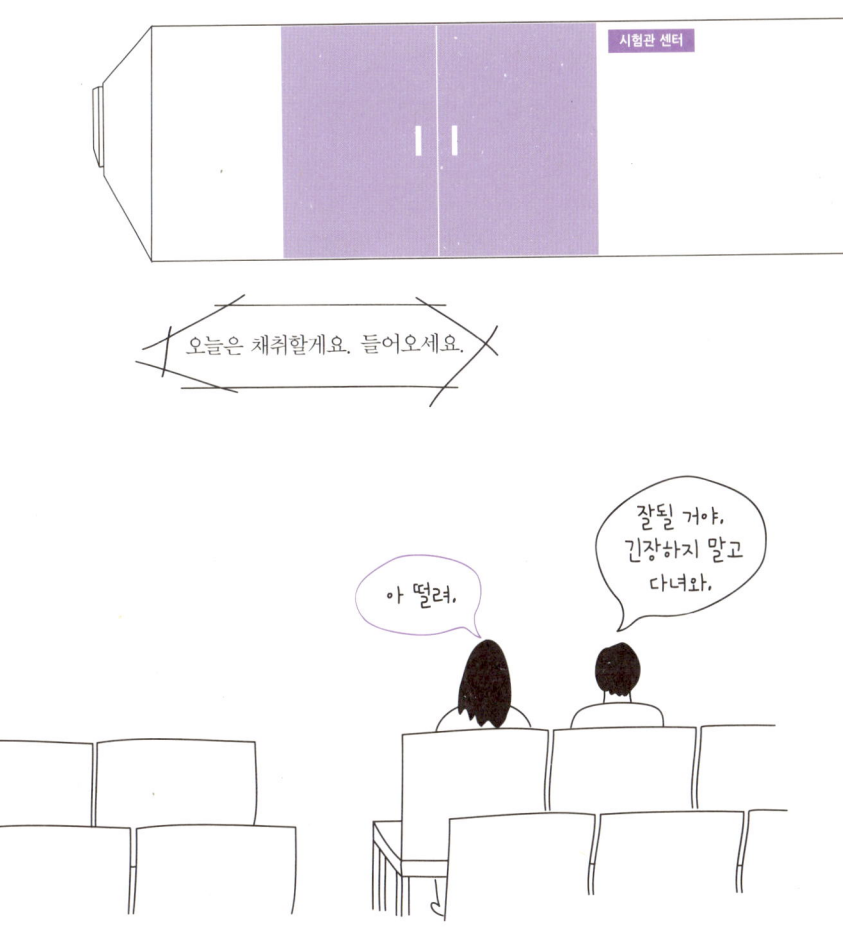

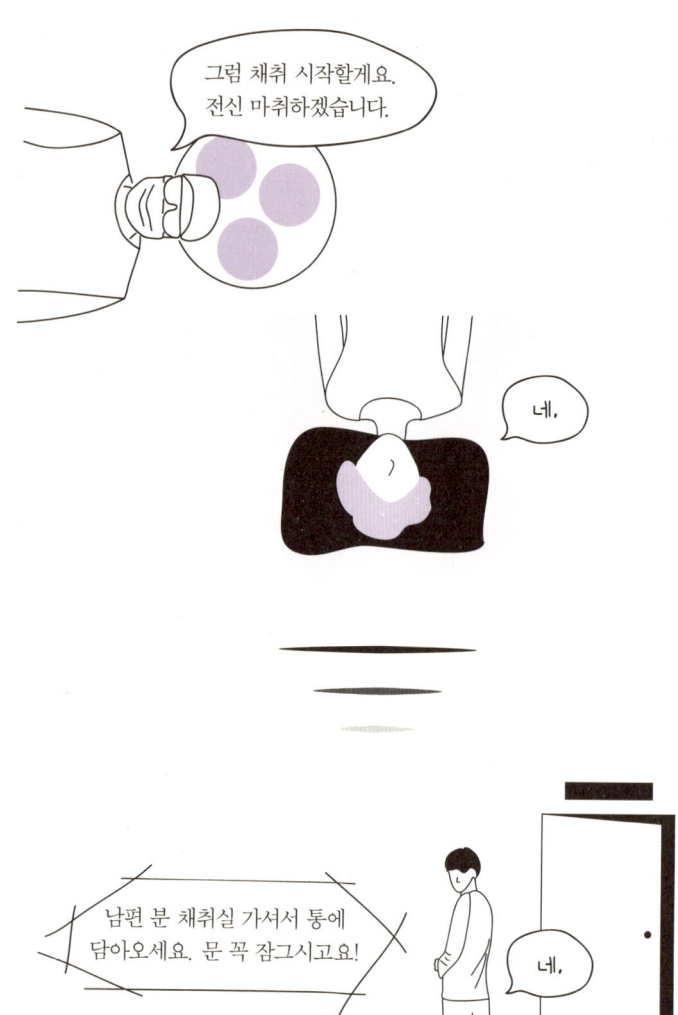

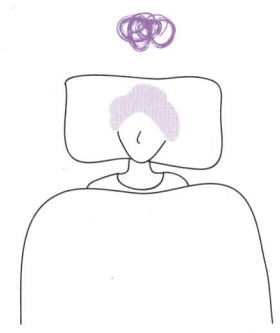

아…, 머리 아파.
남편도 채취한다고 했는데 잘 됐으려나?

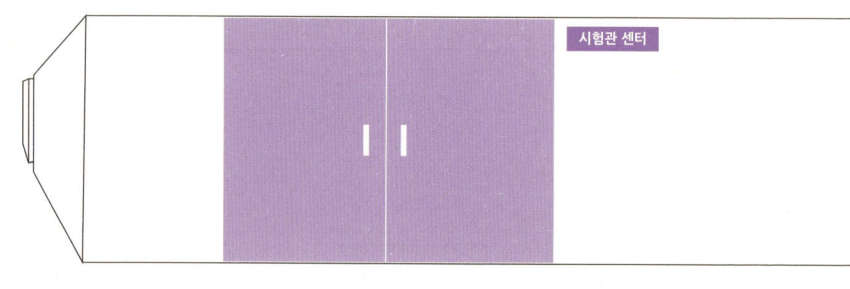
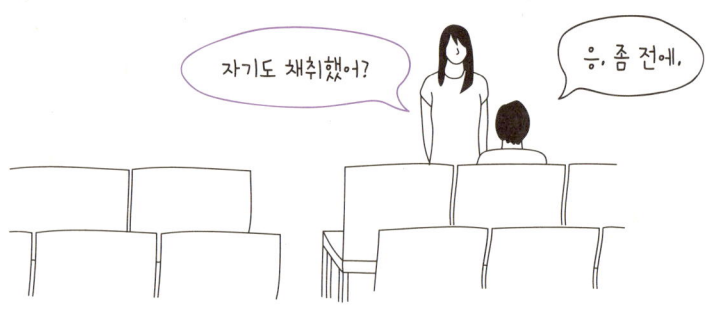
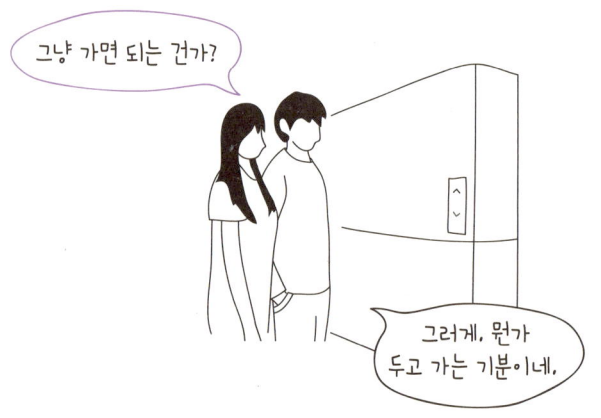

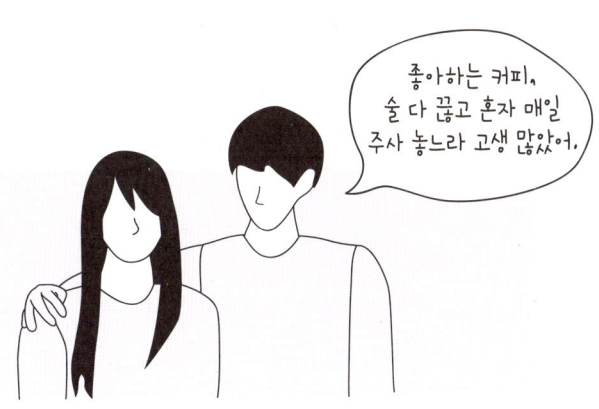

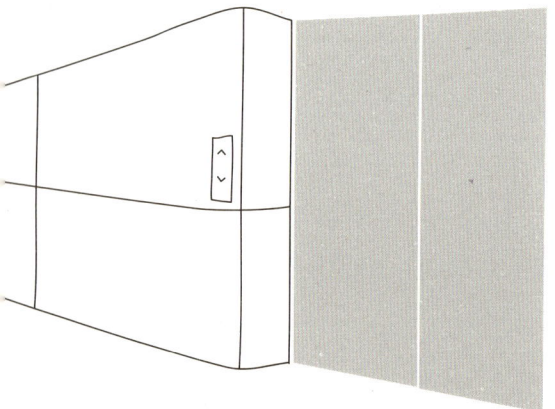

♥

수정·배양은 병원에서 잘 해줄 거고,
이제 이식만 하면 엄마 되는 건가?
얼른 이식하는 날이 왔으면 좋겠다!

9_두근두근

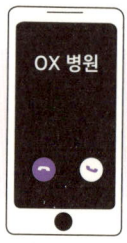

드디어 그렇게 기다리던 전화가 왔다.
3일 만에!

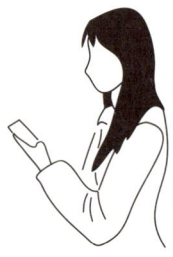

아 떨려….

내일 이식하러 오세요.
아침에 소변 참으시고
물 좀 드시고 오면 됩니다.

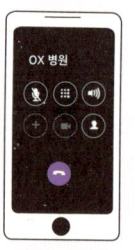

네.

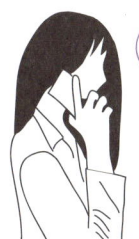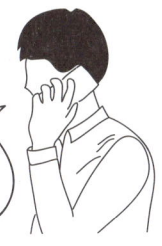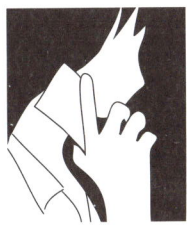

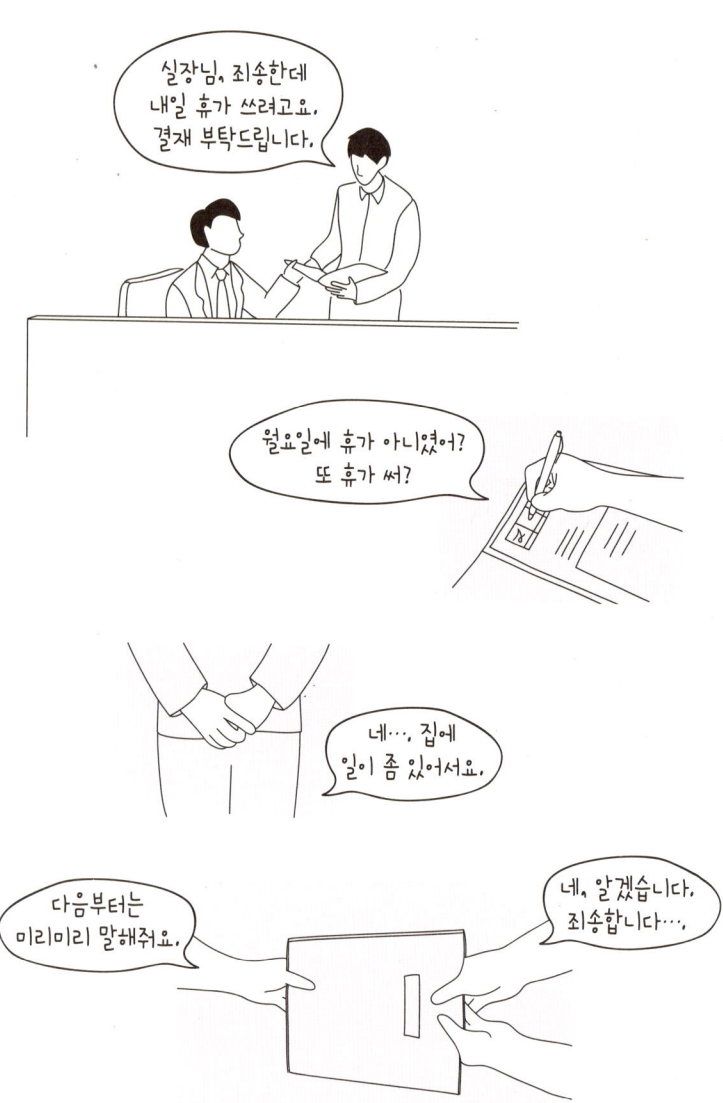

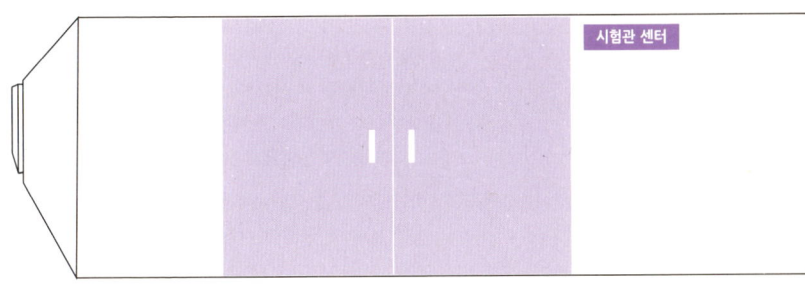
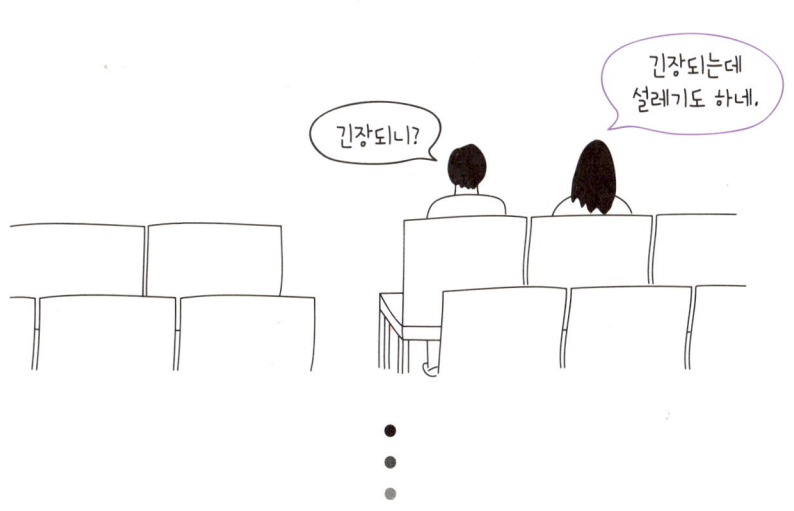

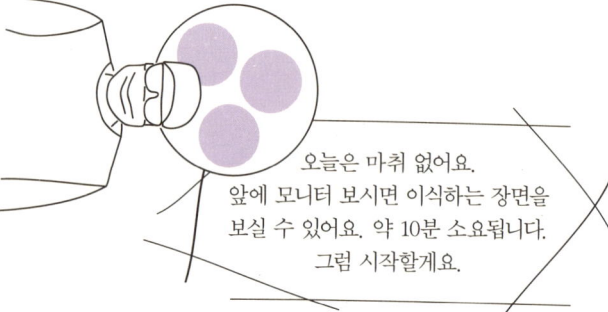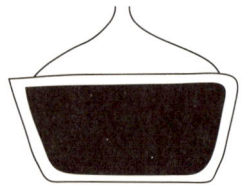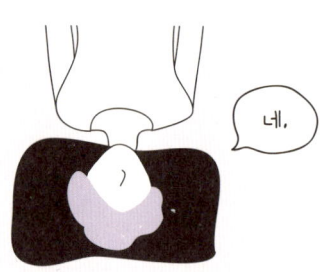

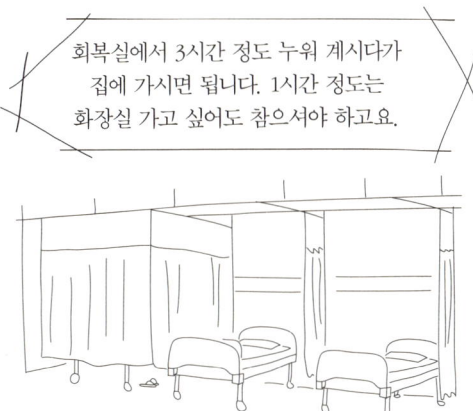

회복실에서 3시간 정도 누워 계시다가 집에 가시면 됩니다. 1시간 정도는 화장실 가고 싶어도 참으셔야 하고요.

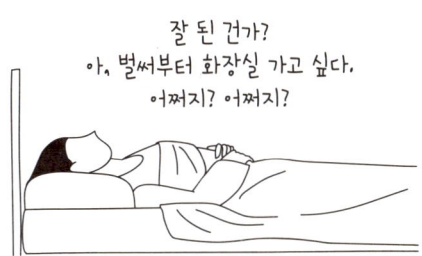

잘 된 건가?
아, 벌써부터 화장실 가고 싶다.
어쩌지? 어쩌지?

못 참겠다!

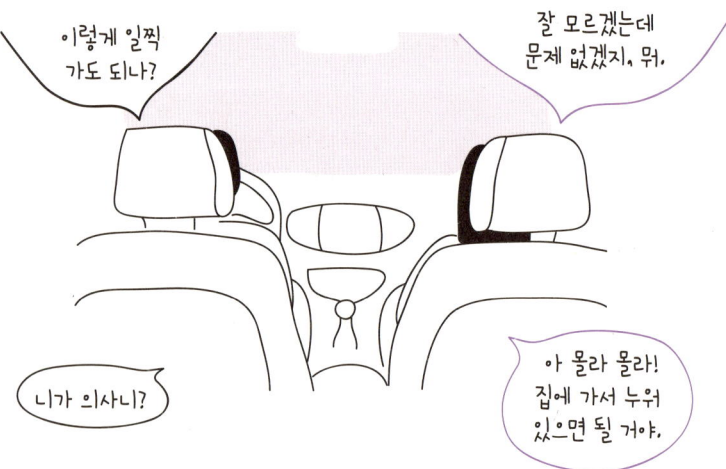

처음에는 무섭고 겁나더니
두 눈으로 우리 아이가 될 배아를 직접 보니까
기분 좋고, 느낌도 좋고, 배아가 좀 예쁘게 생긴 것 같기도 하고,
2개 이식했다고 하니까 쌍둥이면 좋겠다.
이대로 임신하면 마흔 전에 엄마 될 수 있겠지?

10_잘될 거니까

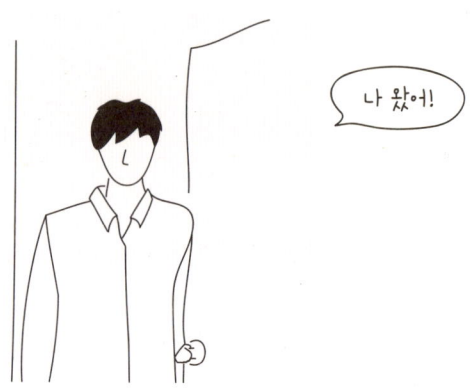

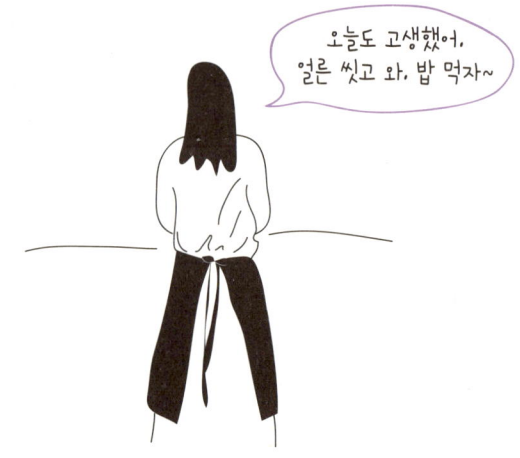

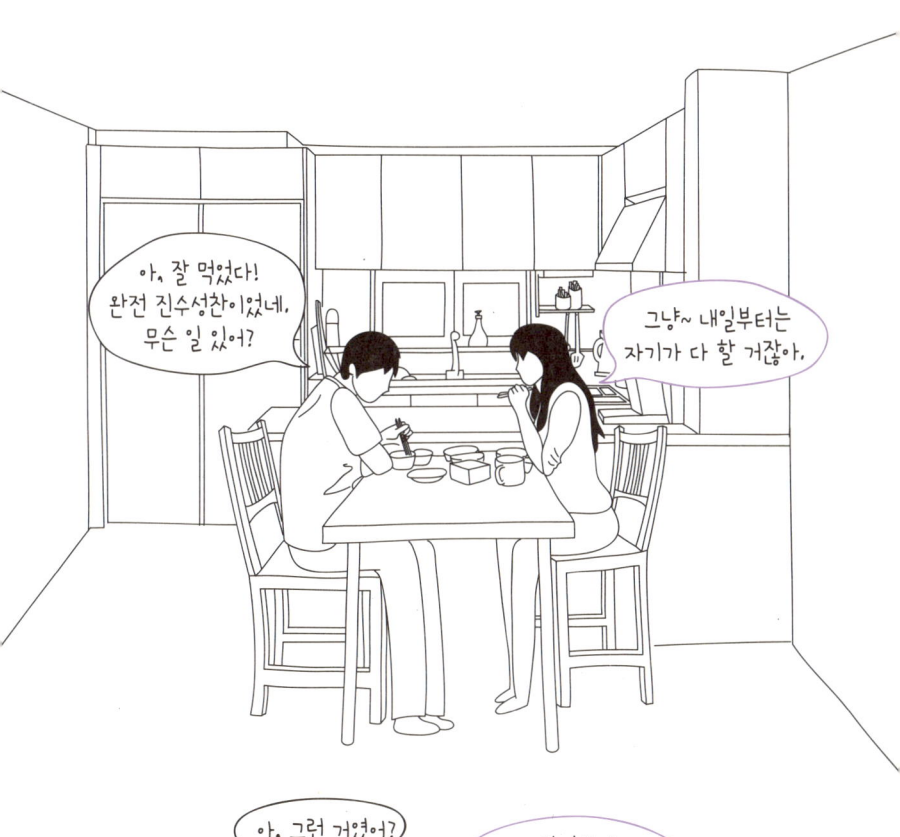

오전에는 어머님이 부르셔서 김장용 고추 다듬었어.
3시간 정도 쭈그리고 앉아서…

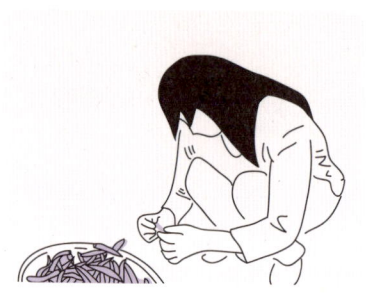

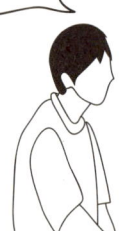

그렇게 불편한 자세로
오래 일해도 되나?

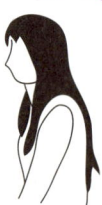

별수 없잖아.
어머님께 난임이라
시험관 해서 지금 조심해야
한다고 말할 수도 없고.

아무튼, 그러고 나서

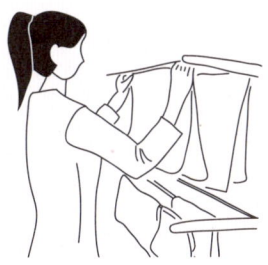

빨래도 하고

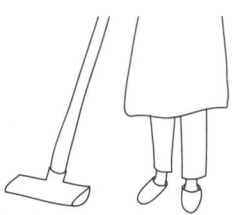

대청소까지 해서 집안일 완료!
민망한 자세로 질정제도 넣었지.

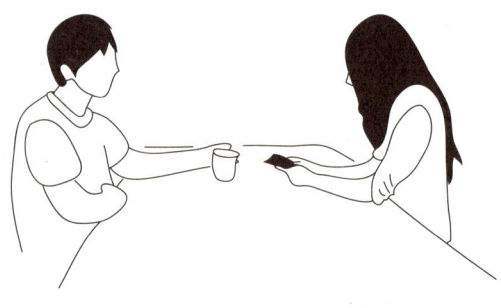

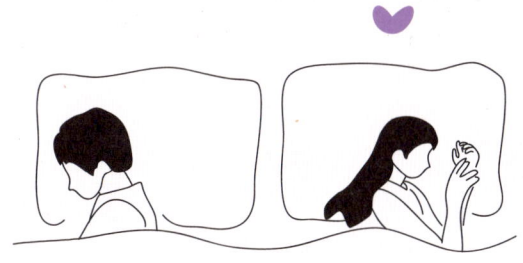

내일 임신 판정 받으면 바로 산부인과로 옮기겠네.
얼른 내일이 왔으면 좋겠다.

11_피검사 전 날

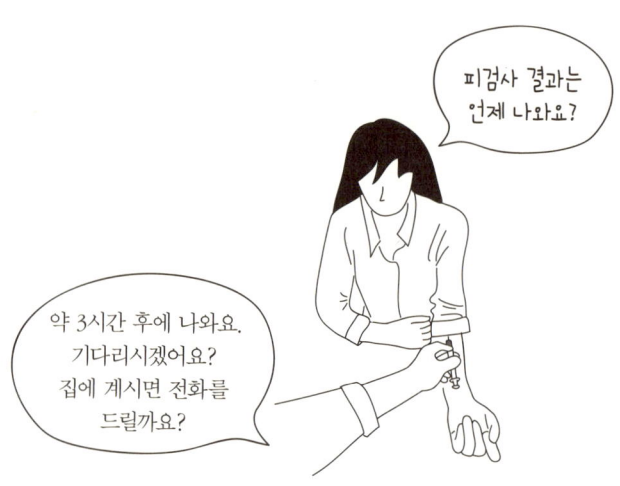

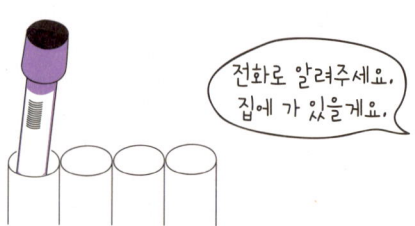

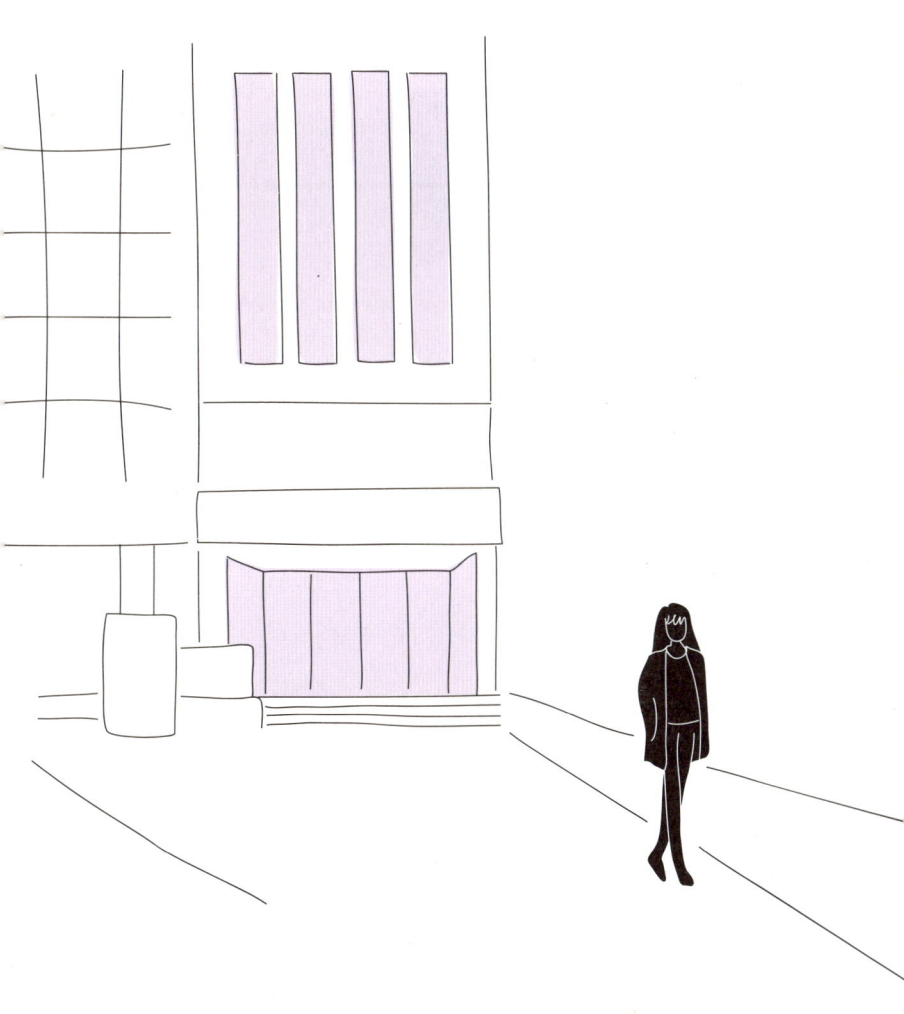

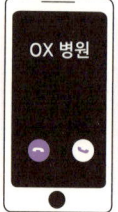

아, 떨린다.

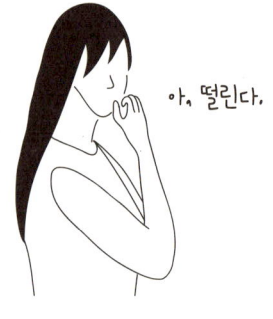

피검사 수치가 83으로 나왔어요.
이틀 뒤에 2차로 피검사 한 번 더
하셔야 해요.

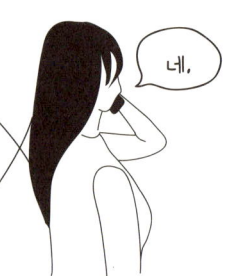

네.

한 번에 끝나는 게 아니네.
이틀을 더 기다려야 하나?

다음 날

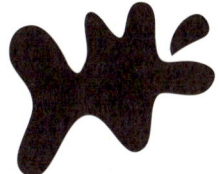

내일 2차 피검사 날인데 웬 생리?
이게 뭐지?

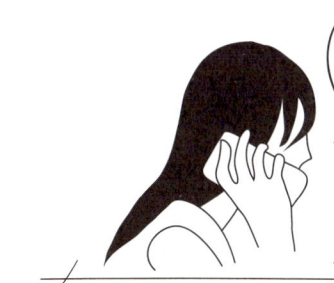

내일 2차 피검사 하기로 했는데 생리하는 것 같아요.

비임신일 확률이 높지만 그래도 내일 오셔서 피검사로 확인하시는 게 좋을 것 같아요.
자궁외임신일 수도 있어서요.

이게 뭐지? 뭐가 문제일까? 임신이 아닌 걸까?
내일 병원 가면 확실해지겠지?
불안하네….

12_왜였을까?

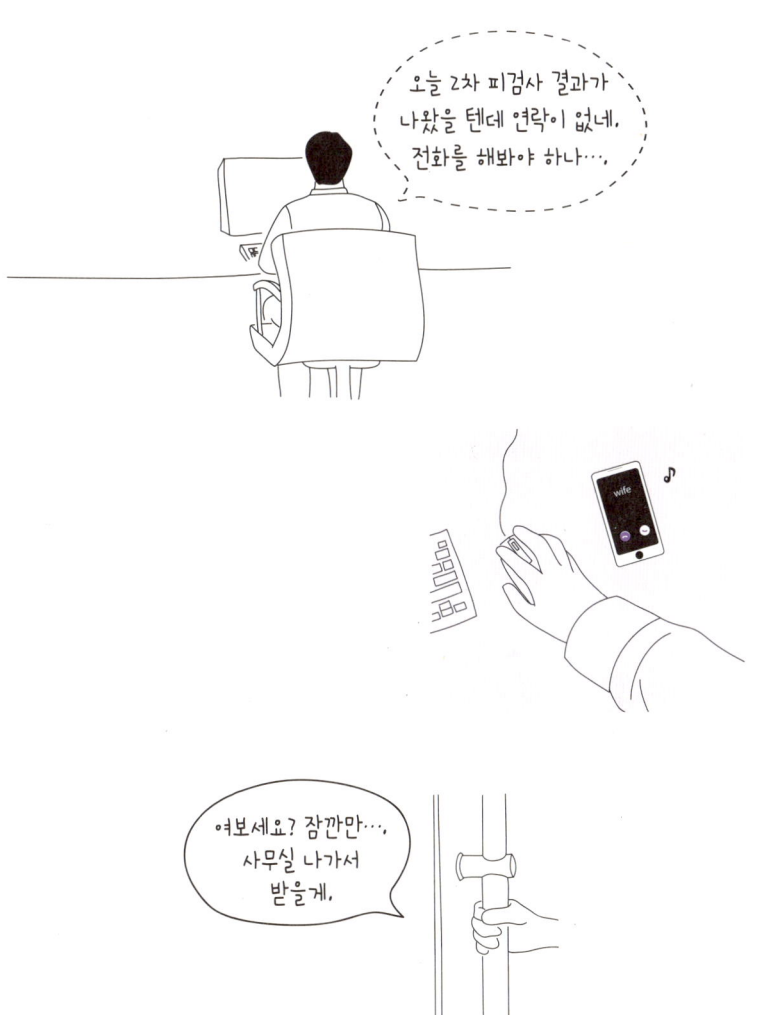

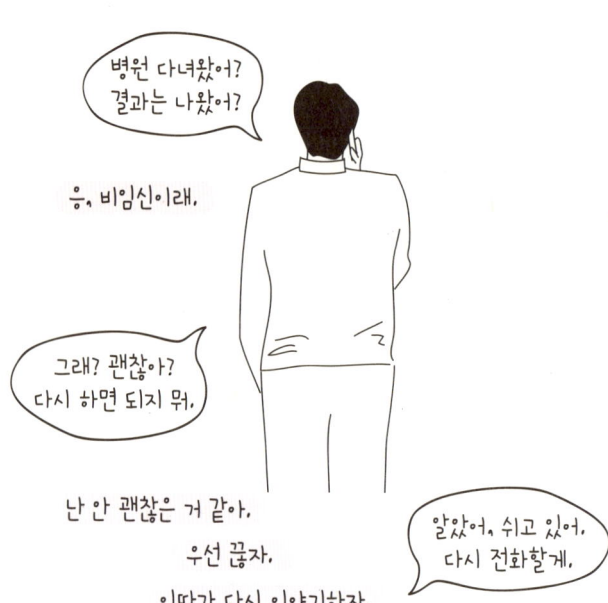

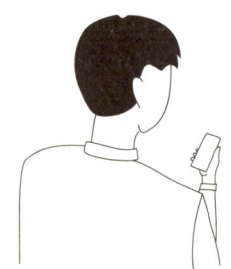

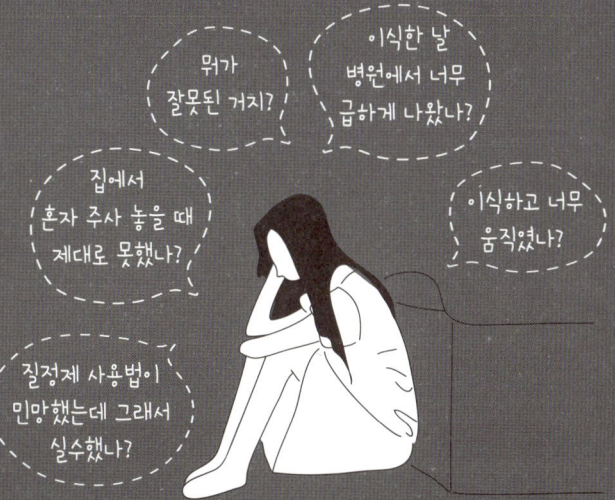

핸드폰도 꺼져 있고, 걱정이네….

먼저 퇴근하겠습니다!

PM 07:00

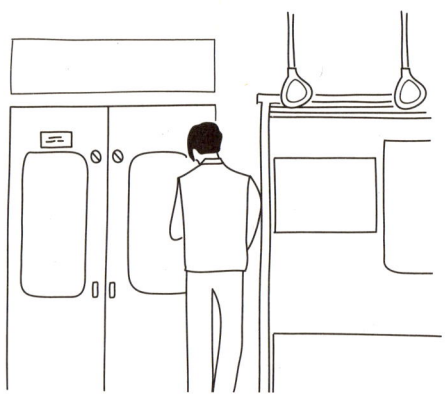

오늘따라 집이 멀게 느껴진다.

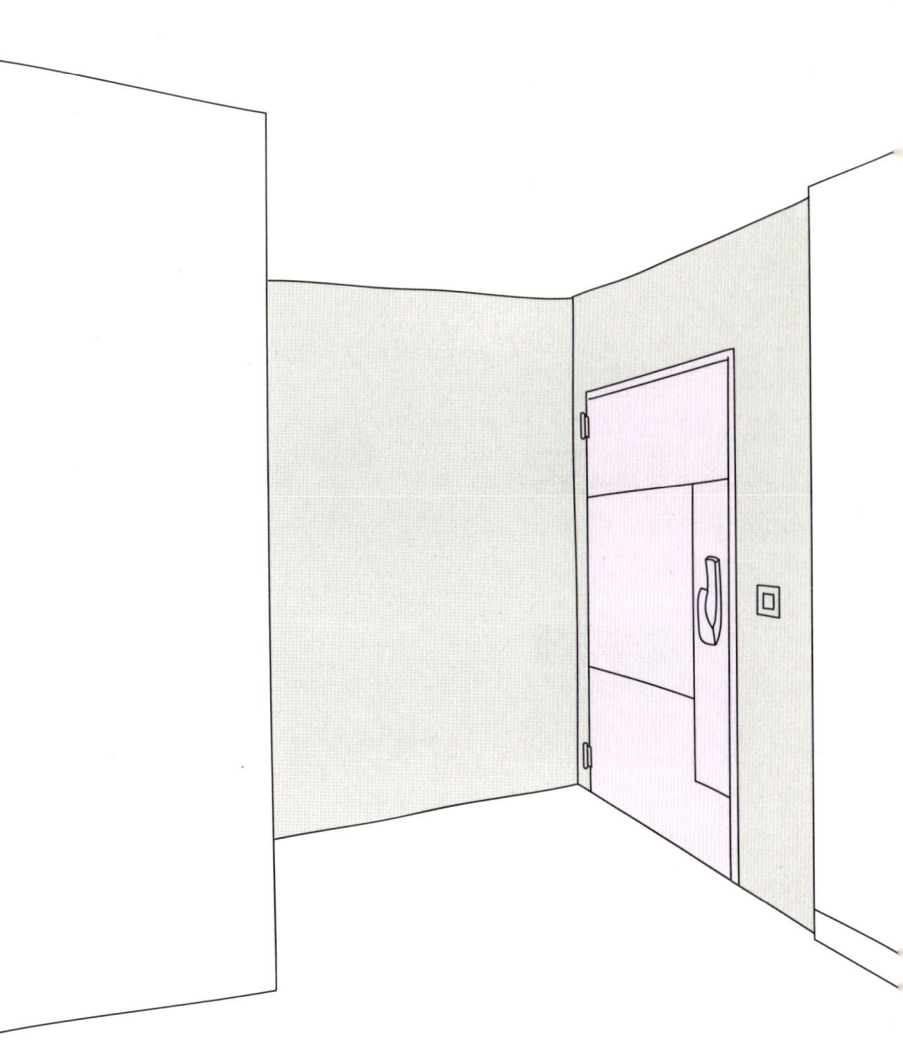

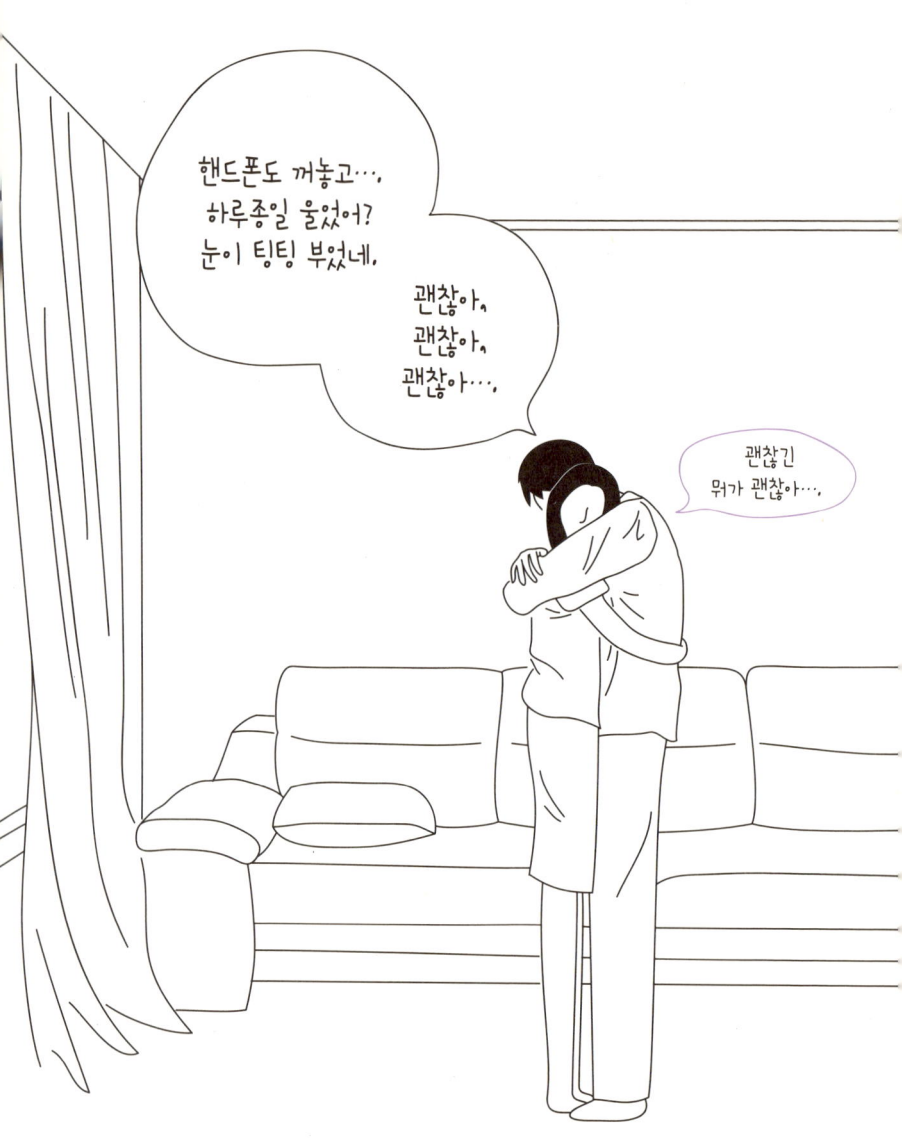

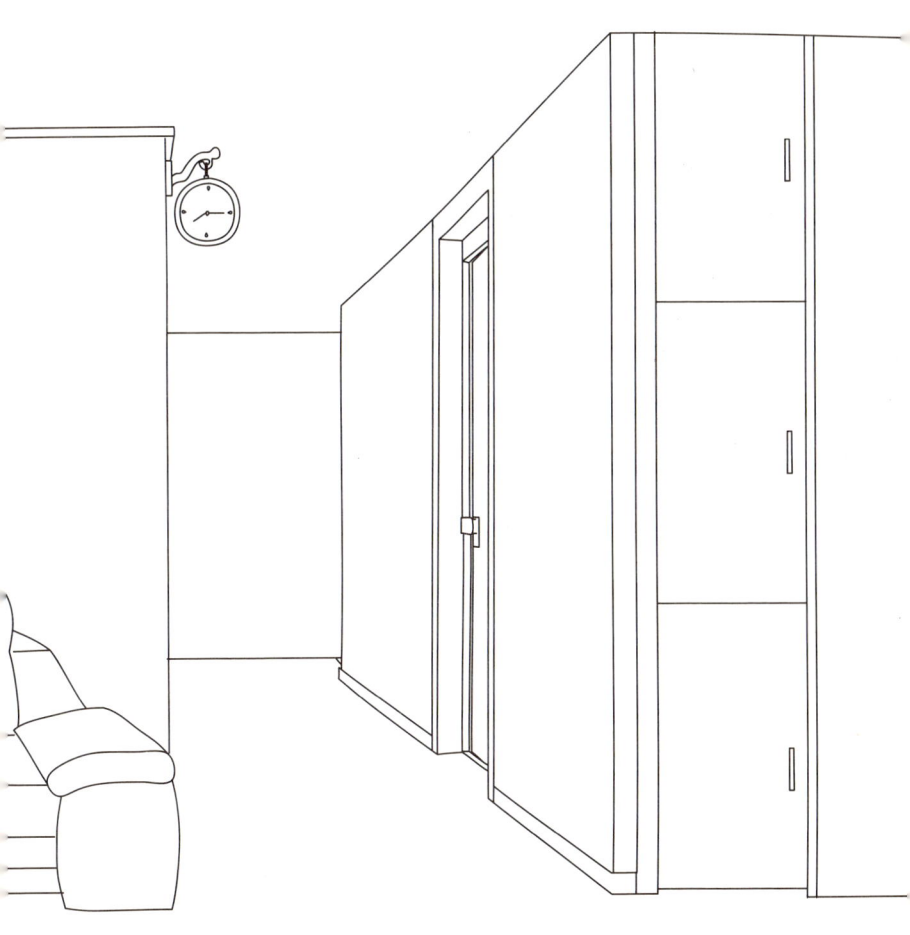

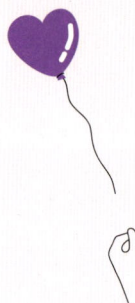

당연히 올 거라 생각했던 그 날은 오지 않았다.
한번도 생각해본 적 없는,
아무것도 변하지 않은,
어제와 같은 하루만 반복됐다.

13_결혼하고 첫 명절

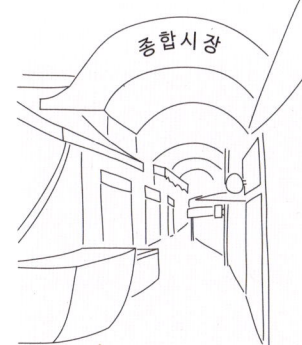

결혼하고 첫 명절이다.

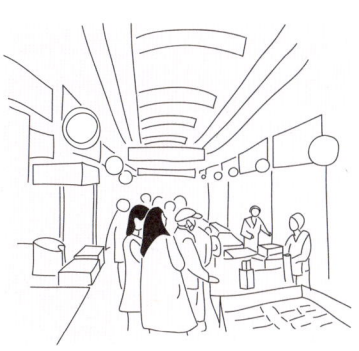

시어머니와 단둘이 명절을
준비하게 됐다.
약간 어색한 채로.

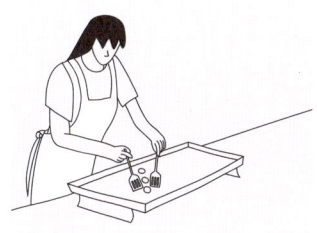

사실 결혼하자마자 바로 임신해서
첫 명절 즈음에는 만삭의 몸으로
편하게 명절을 보낼 줄 알았는데.

남편은 자기 집 와서 편한지 먹고 자고를 반복한다.

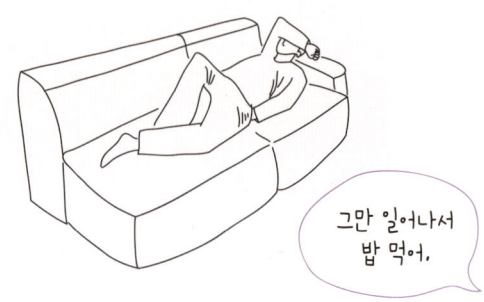

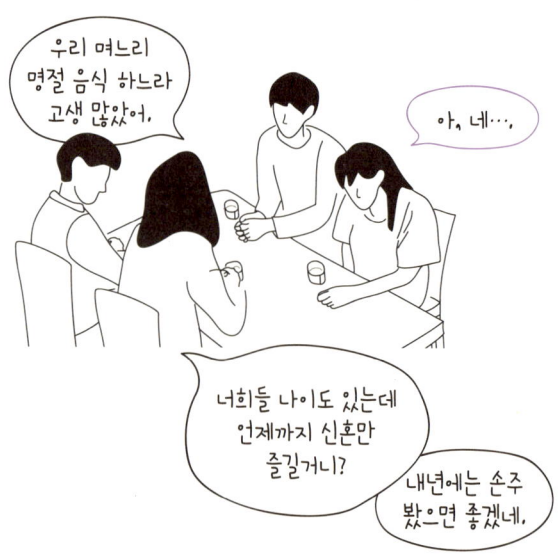

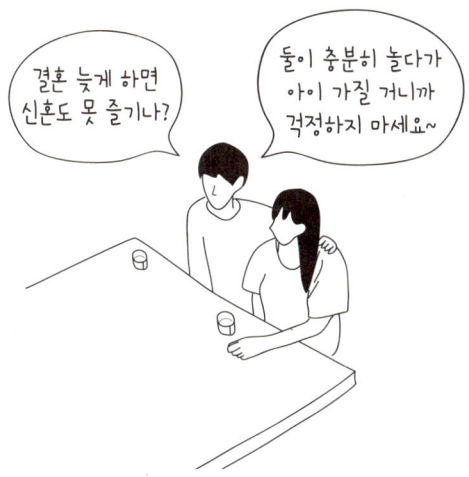

하루종일 꼴도 보기 싫은 남편이었는데 그래도 저렇게 이야기하니까 고맙기도 하고 미안하기도 하고.

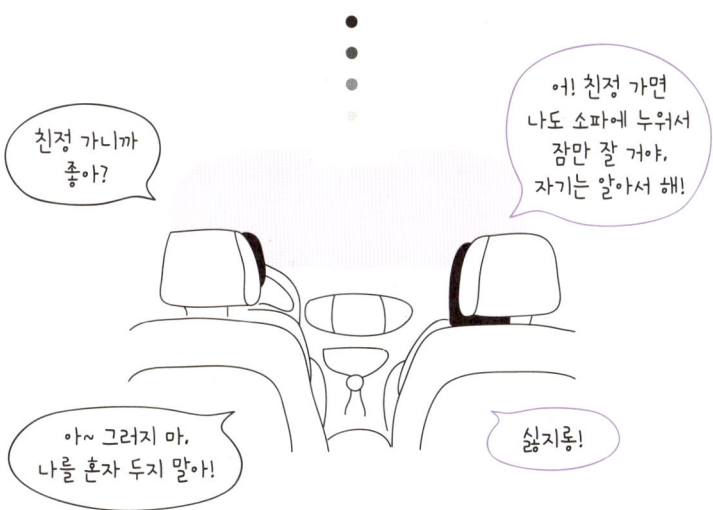

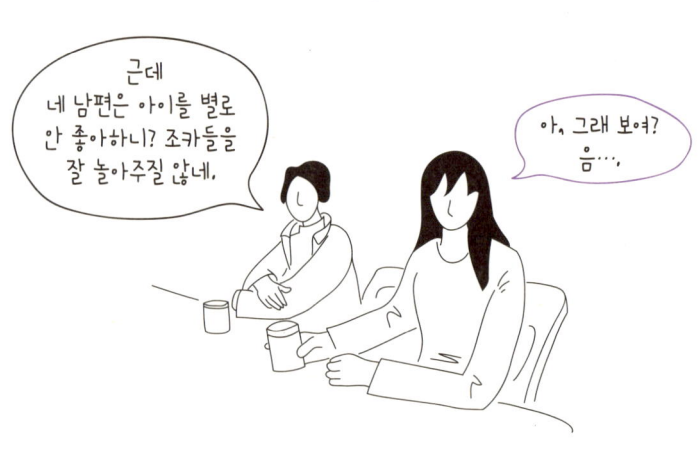

아이들을 너무 좋아하는 모습을 보이면

와이프가 슬퍼하려나?

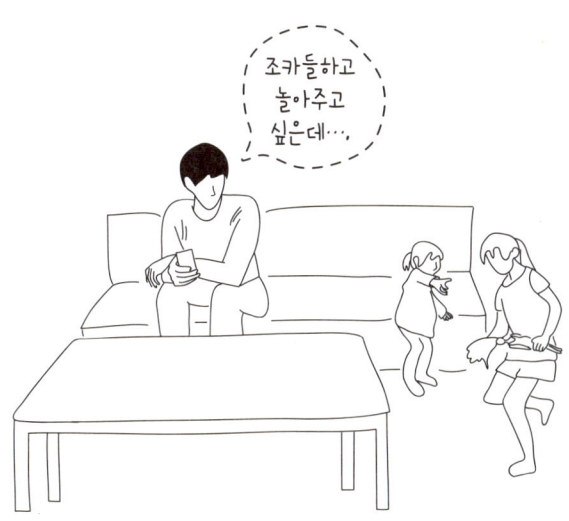

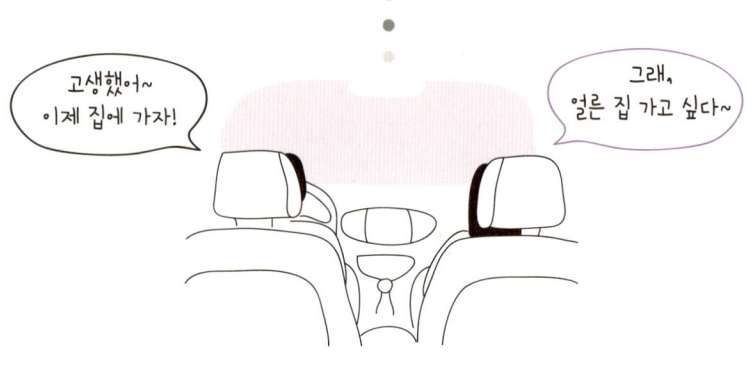

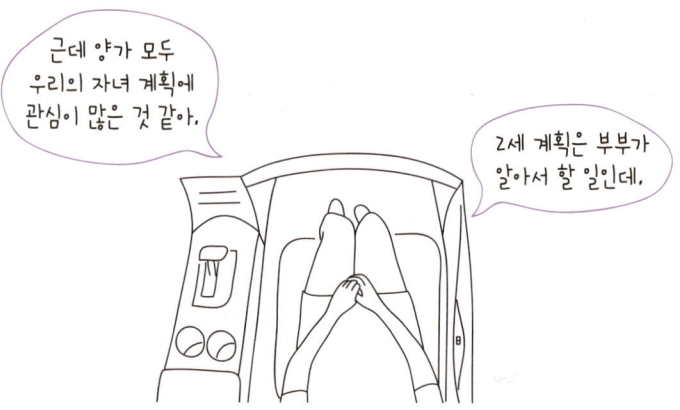

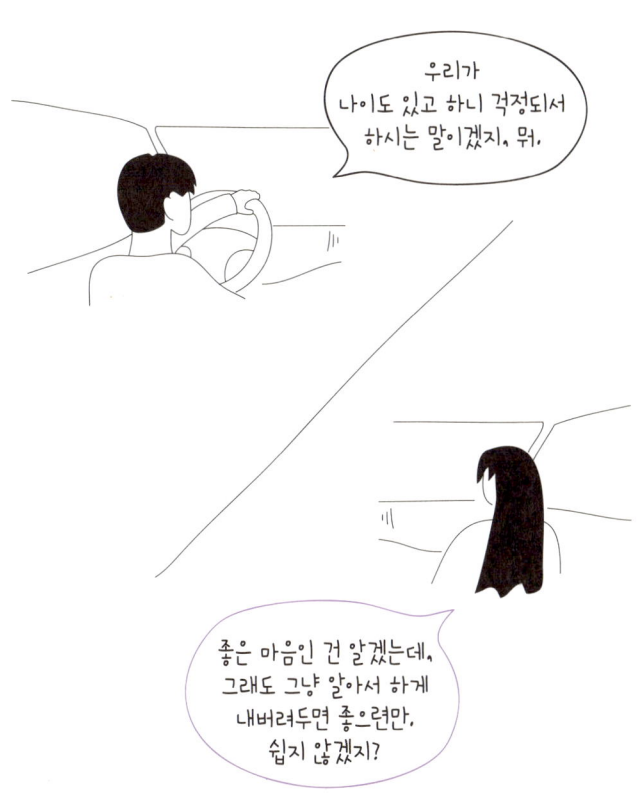

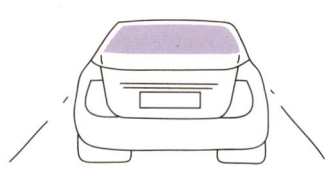

"그치, 쉽지 않을걸.
우선 얼른 가서 남은 연휴 동안 푹 쉬자!
영화나 한 편 보고 들어갈까?"

"좋아!"

14_마음가짐

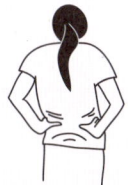

아무것도 안 하고 시간이 빨리 가기만 기다리다가
어느덧 두 달이 지났다.

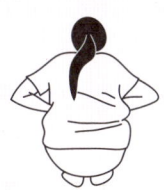

하루라도 젊을 때 엄마가 되고 싶은데···.

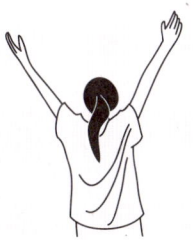

몸도 준비된 것 같고,
더 이상 초조해서 기다리고만 있을 수 없다.

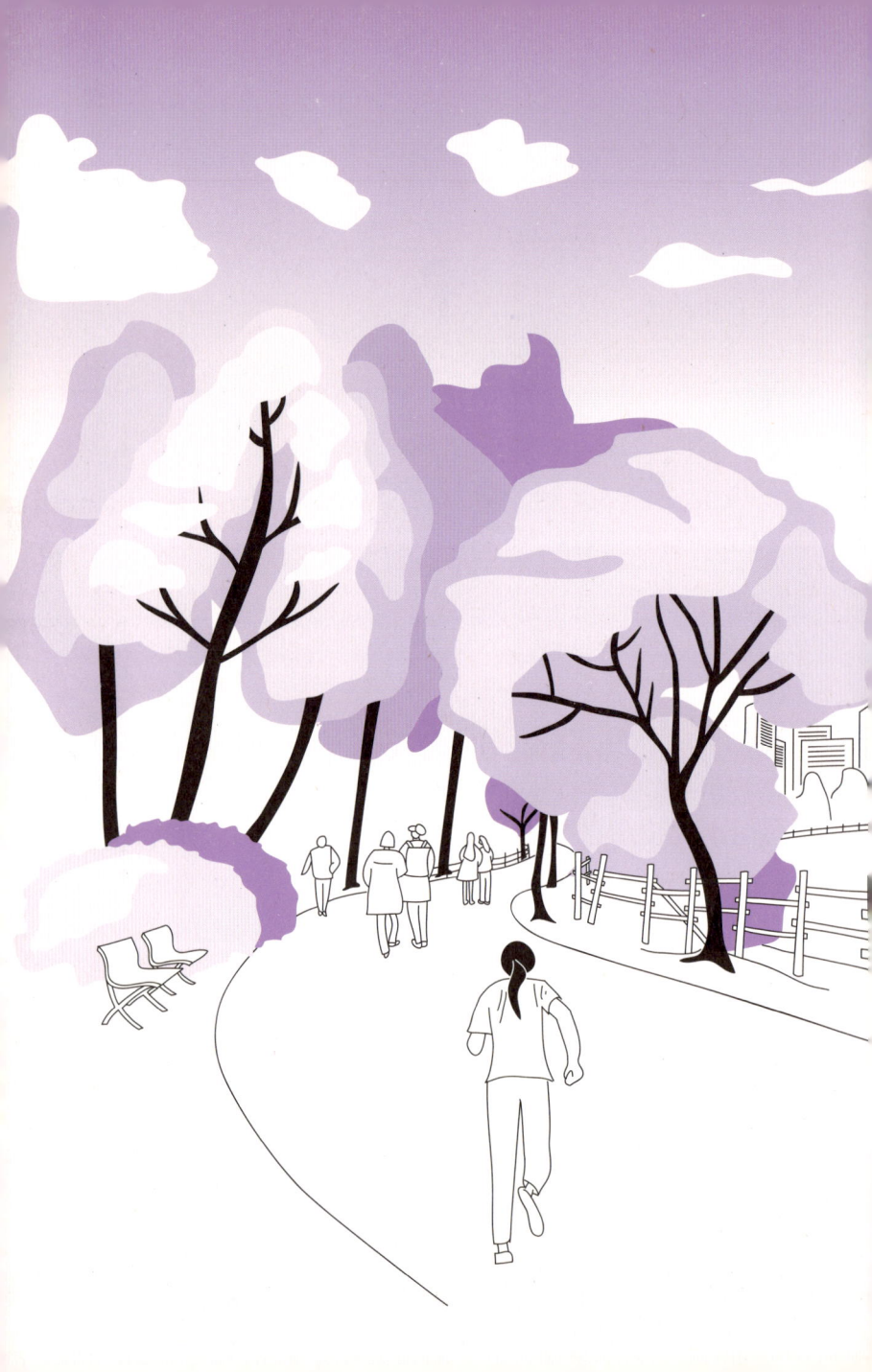

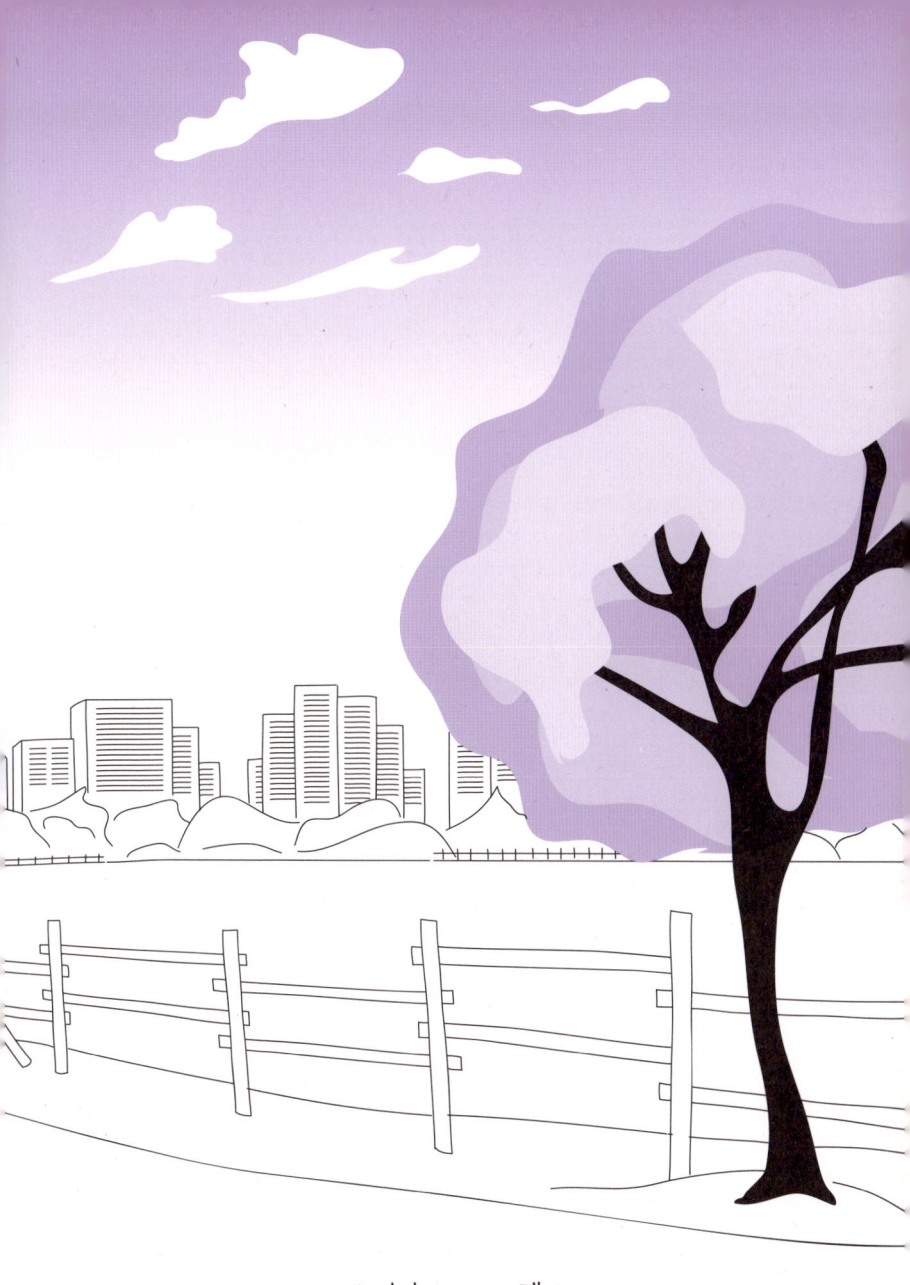

2장

우리끼리만 살아도 괜찮을까

15_"진행하시겠어요?"

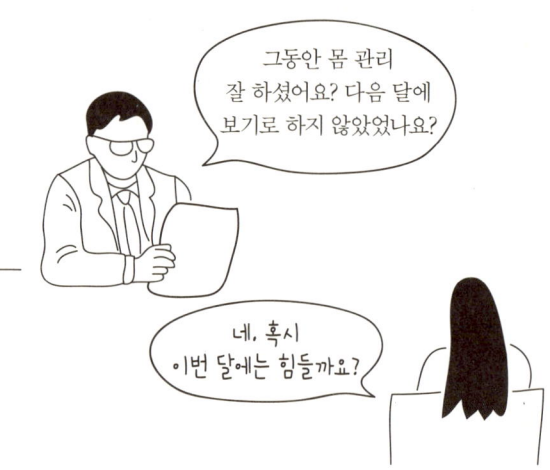

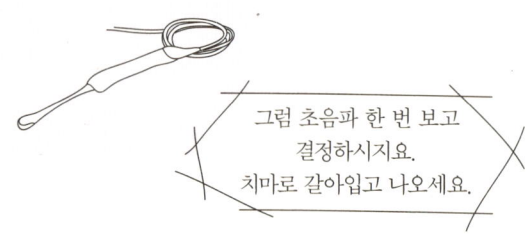

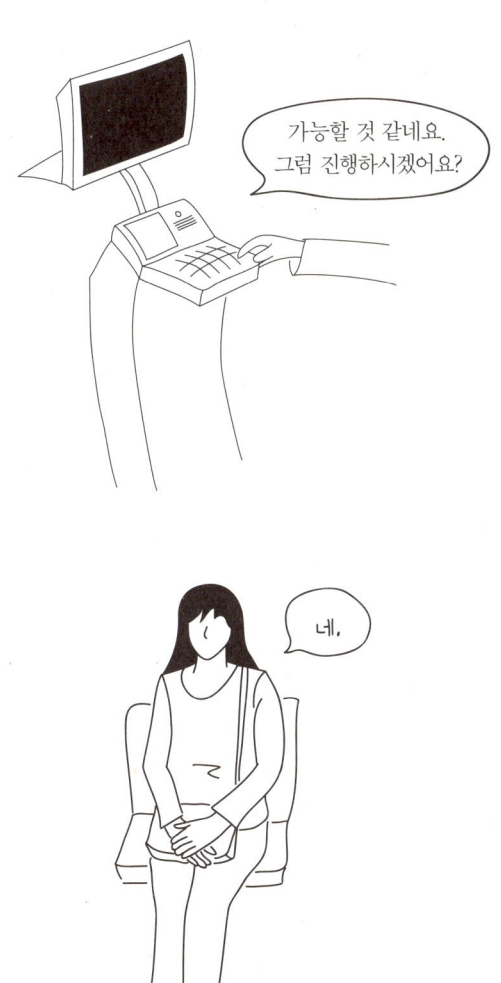

오답 노트를 꼼꼼하게 보고 시험장에 들어온 사람처럼
잘못됐다고 생각하던 것들은 체크하고,
이것저것 알아보며 여기까지 왔다.
이번에는 실패는 없을 거라고 다짐한다.
처음부터 다시 시작이다.

잘될 거야!

16_기대도 되고 걱정도 되고

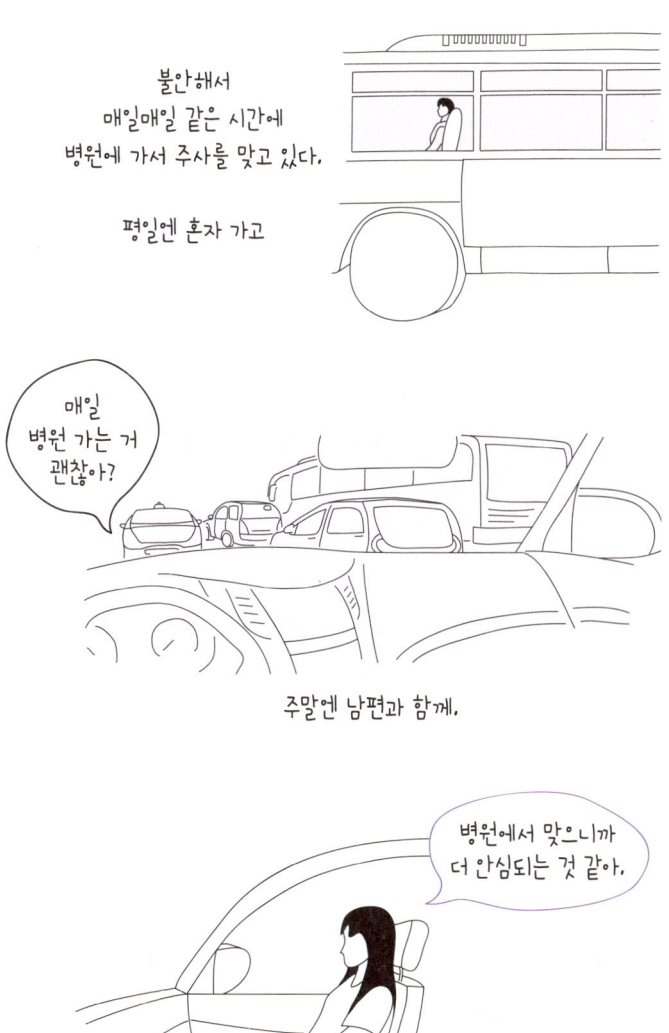

불안해서
매일매일 같은 시간에
병원에 가서 주사를 맞고 있다.

평일엔 혼자 가고

매일 병원 가는 거 괜찮아?

주말엔 남편과 함께.

병원에서 맞으니까 더 안심되는 것 같아.

병원에서 추천해준 약과 주변에서 추천받은 약들도 추가해서
매일 같은 시간에 먹고

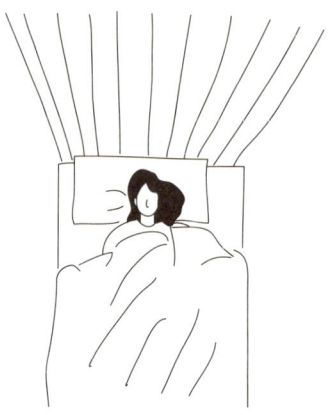

2개이지만 채취도 잘 되었고

드디어

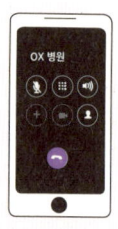

내일 이식하러 오세요.
아침에 소변 참으시고
물 좀 드시고 오시고요.

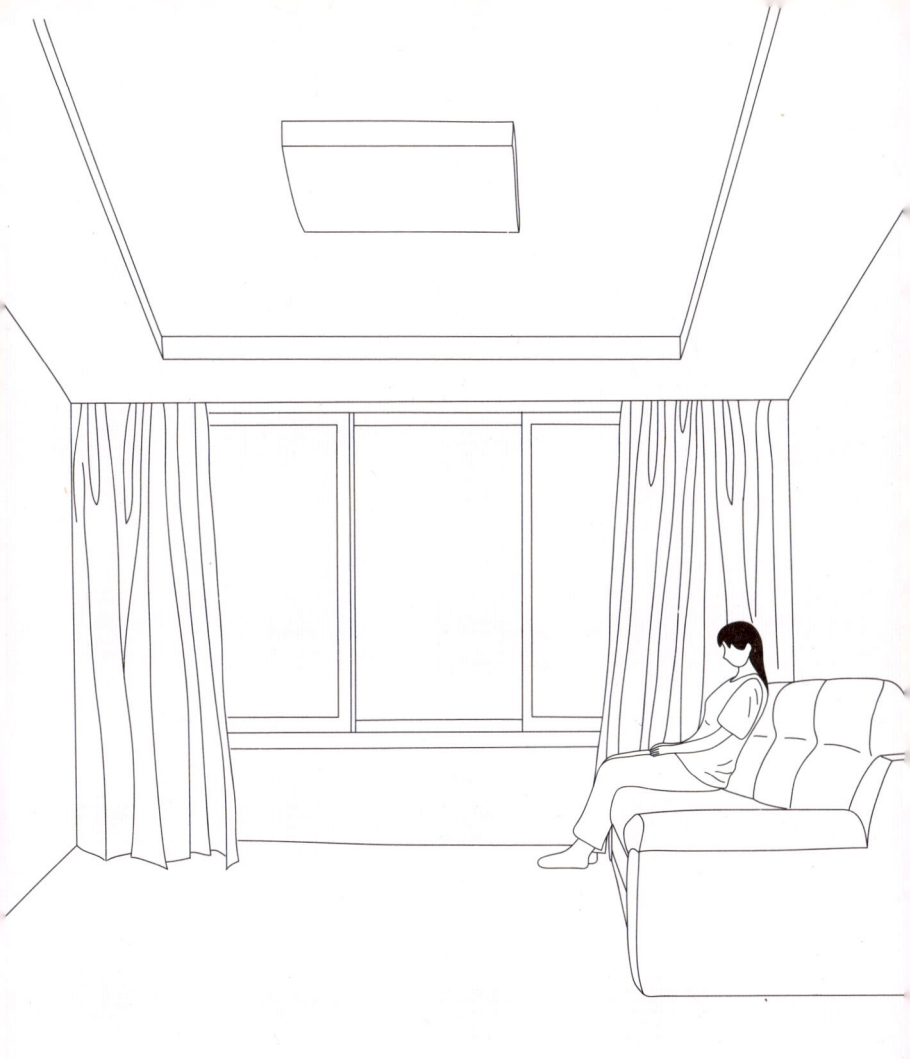

기대도 되고 걱정도 되고 설레기도 하고,
이런 복잡한 기분, 어렵다.

17_내 말 듣고 있어?

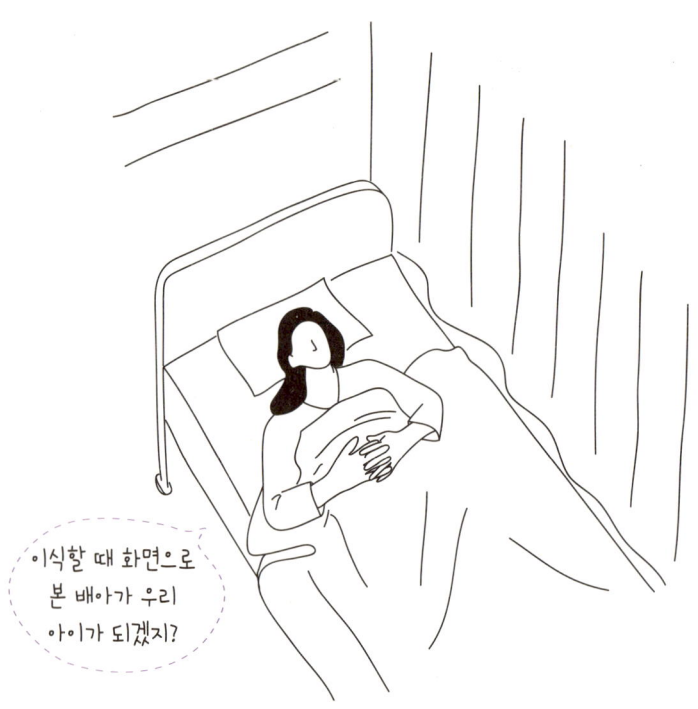

이식이 끝났다.
허무해질 만큼 금방 끝난다.

이식할 때 화면으로 본 배아가 우리 아이가 되겠지?

오늘은 소변도 참고 3시간 꽉 채워서 누워 있다가 나가야지.

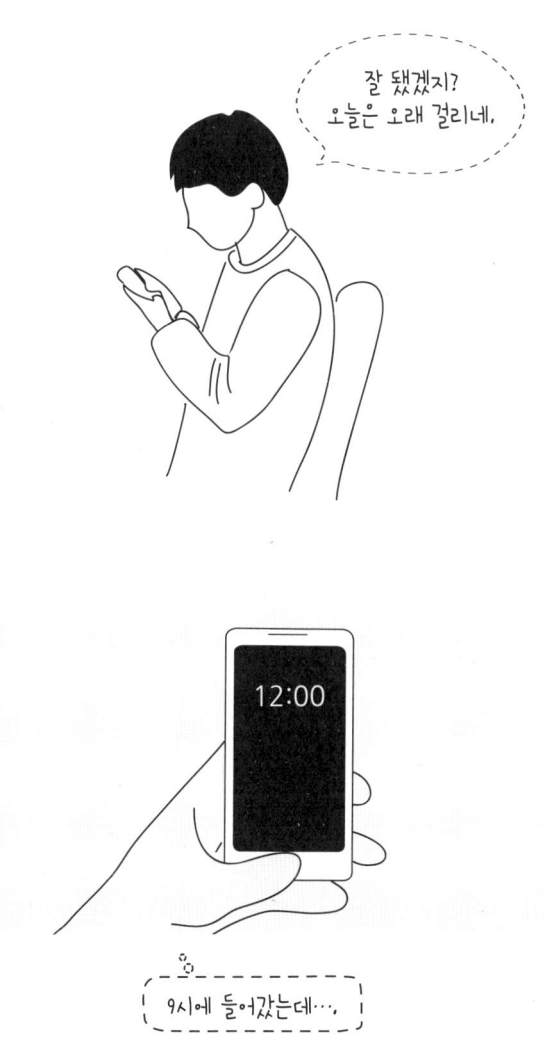

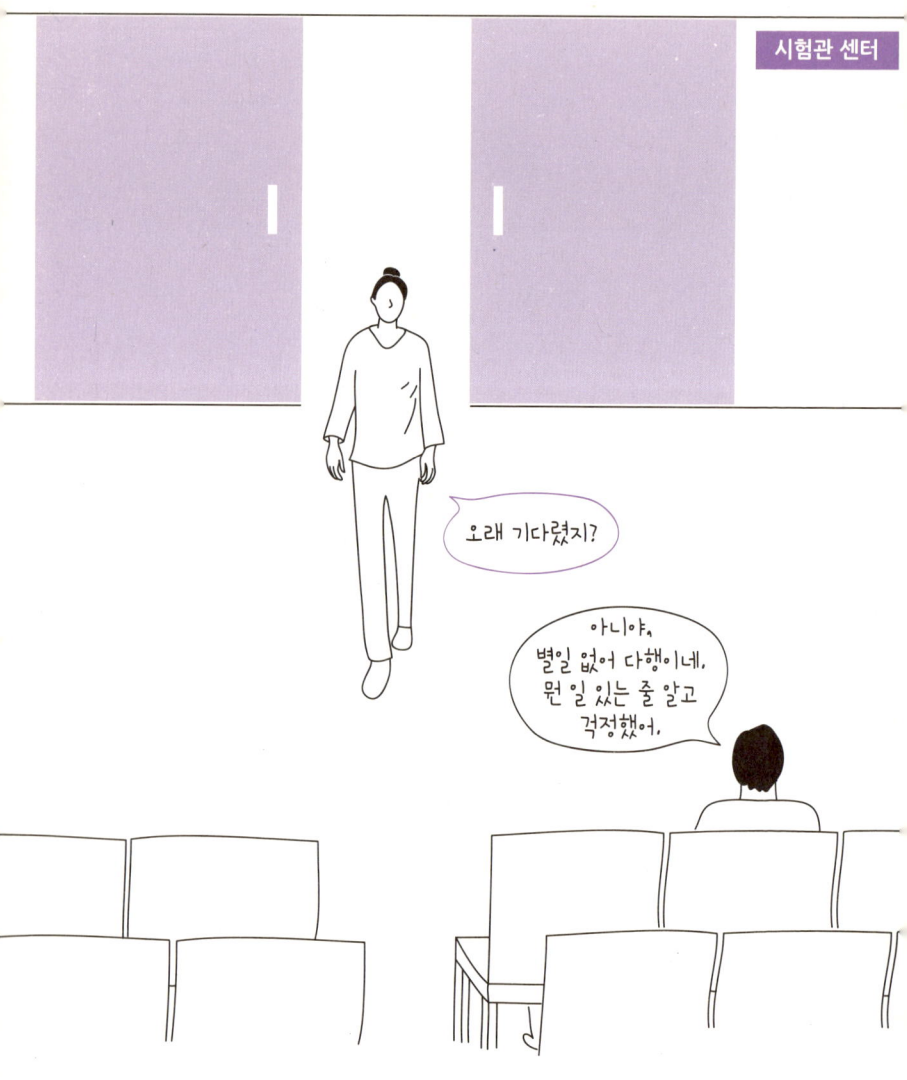

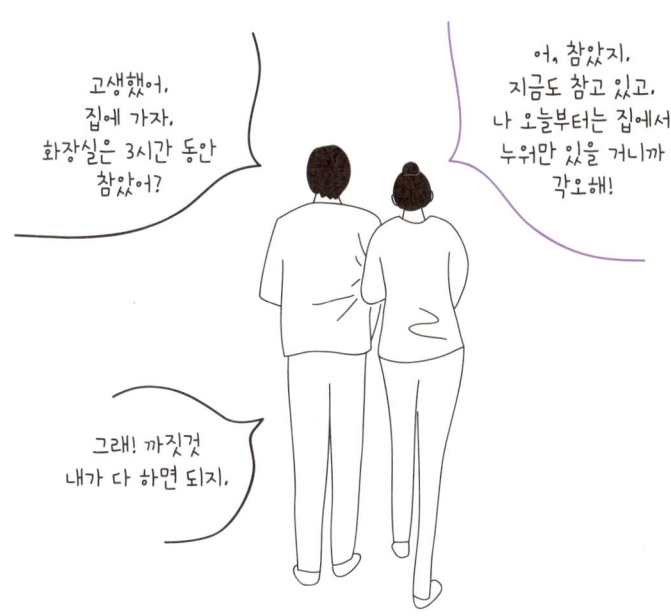

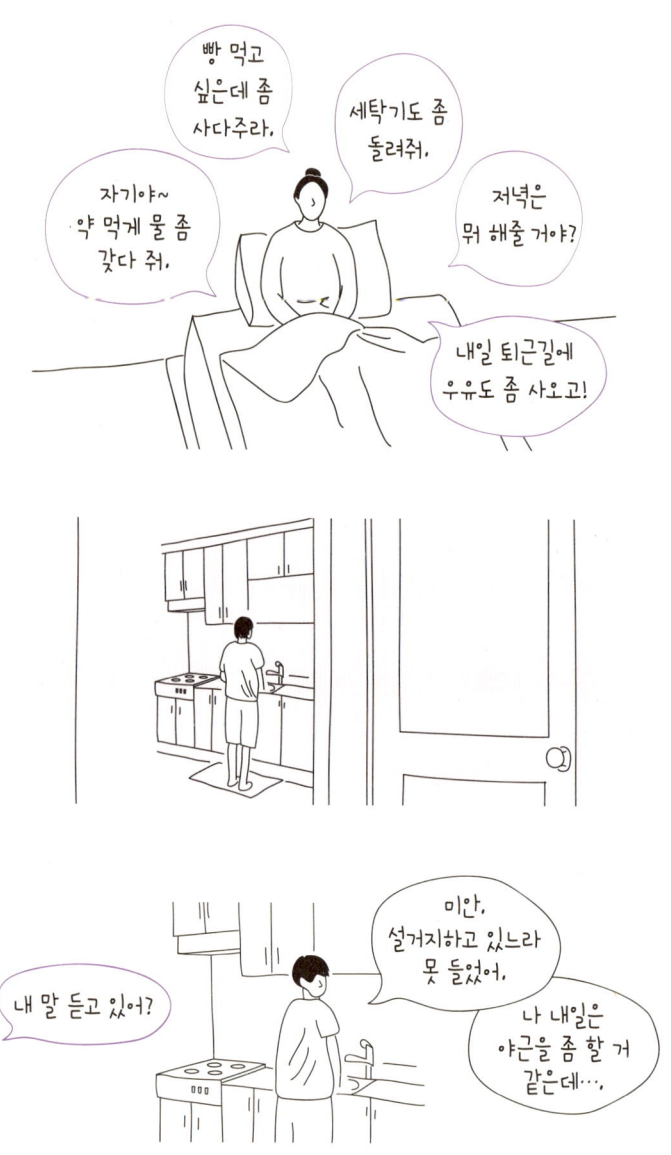

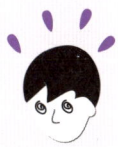

음…, 막상 해보니 집안일이 어렵네.

18_나 빼고는 다 쉽네

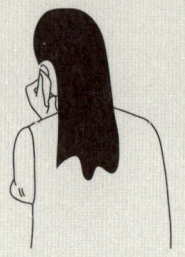

피검사 결과가 나왔다.

안 좋은 소식이었다.

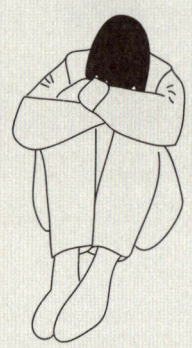

한 달을 더 기다렸다가 했어야 했나?
너무 서둘렀나?

착상조차 되지 않았다니.

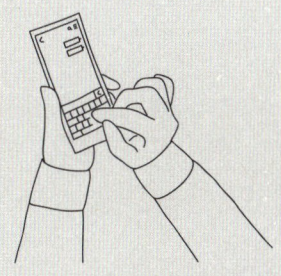

남편… 비임신이래.

지금은 전화하지 말아줘.

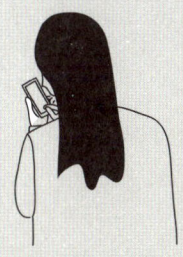

알았어…. 이따 전화할게.

괜찮으니까 너무 우울해하지 말고.

안 괜찮은데…,

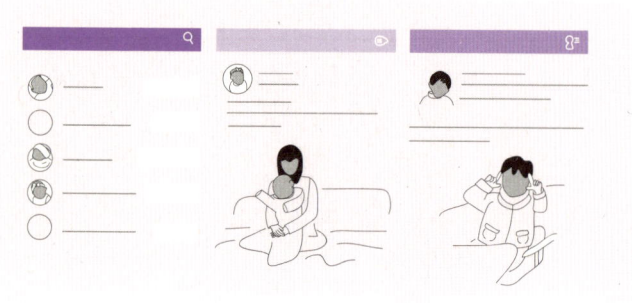

나 빼고는 다 쉽네.

시험관 성공할 때까지 SNS는 전부 삭제.

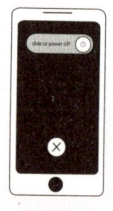

내 소식 물어보는 사람도 싫고
남의 소식도 별로 알고 싶지 않으니까.

마흔 전에 엄마가 되는 건 이제 불가능하다.

왜 나만….

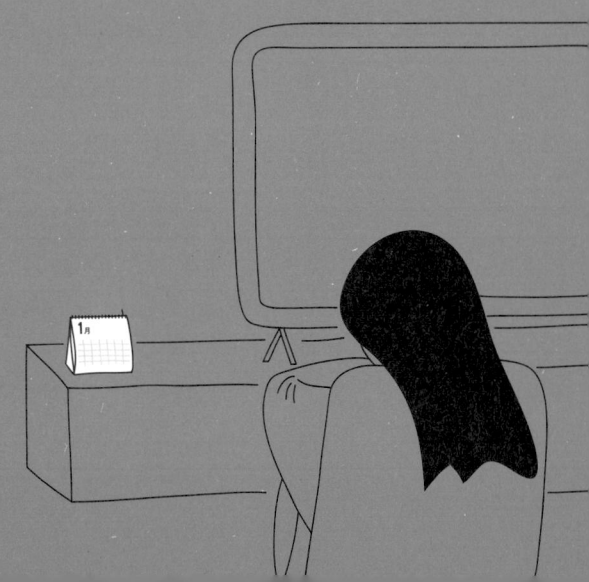

19_달라진 일상

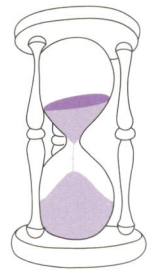

눈 깜짝할 사이에
반년이 지났다.

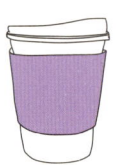

매일 달고 살던 커피도
안 마시고

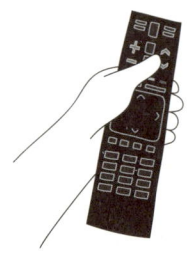

TV에서 육아 프로그램이 나오면
채널을 돌리고

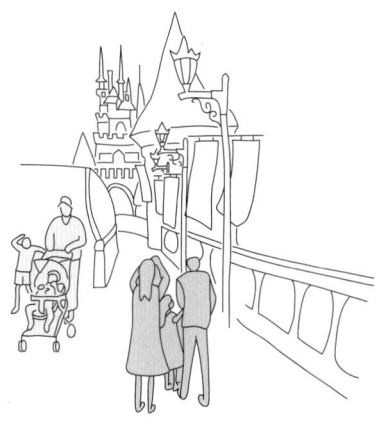

기분 전환 겸 놀이동산에 가도 아이랑 온 사람들만 보여
마음이 무거워지니 더 이상 가지 않았다.

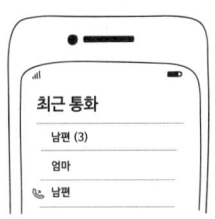

지인들과 연락해봐야 이런저런 질문에 답하기도 곤란해서
자연스레 연락이 뜸해지고

심심할 때마다 읽으라고 남편이 책도 사다줬지만
정신이 딴 데 가 있어서인지 잘 읽히지 않는다.

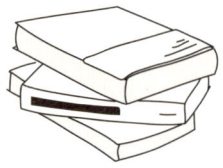

그래서 한구석에 책을 밀어놓고

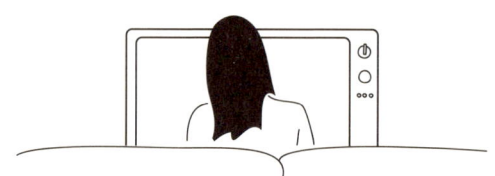

대신 국내 드라마와 해외 드라마, 최신 영화를 엄청 봤다.
재밌다기보단 시간이 잘 간다는 느낌만 들고

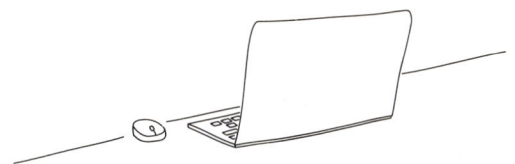

구인구직 사이트는 보지만
다음번에 임신 성공하면 다니기 어려우니 막상 지원은 못하겠고.

쉬고는 있지만 집에서 늙어만 가고
돈만 쓰며 하루하루를 보내는 것 같다.

성공 확률은 점점 줄어들고,
써야 할 비용은 점점 늘고,

20_첫 결혼기념일

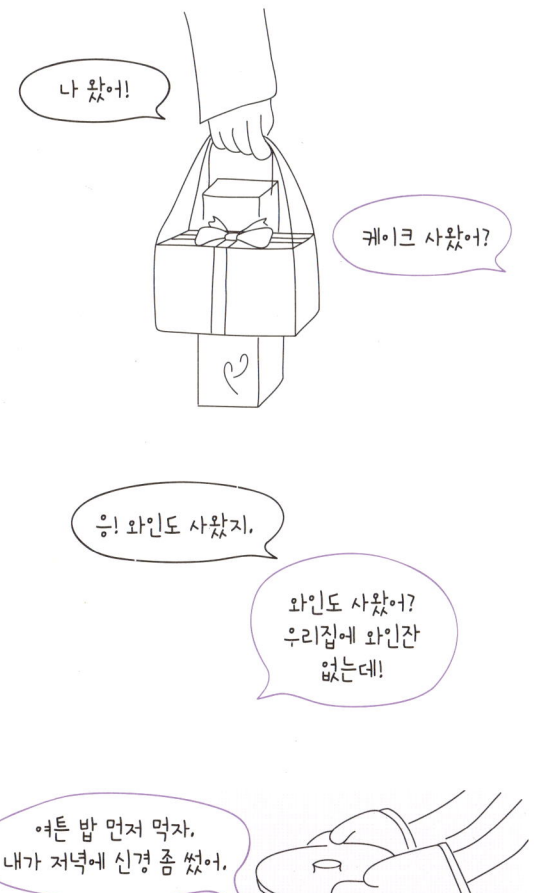

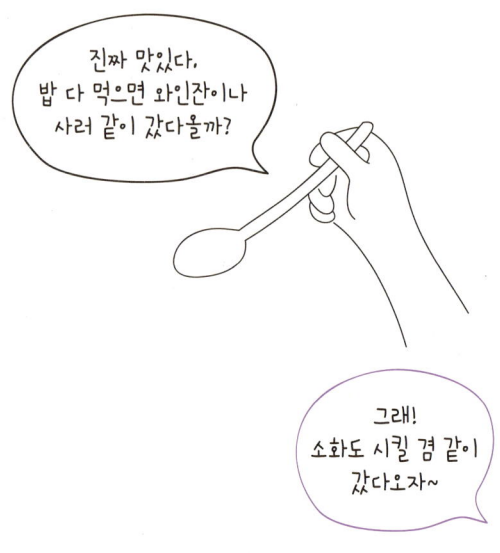
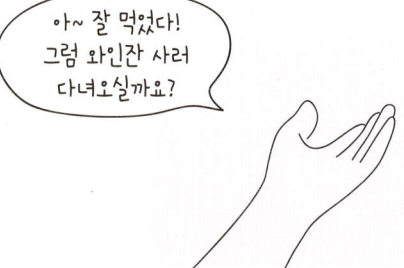

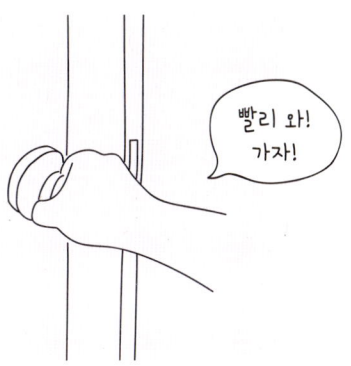

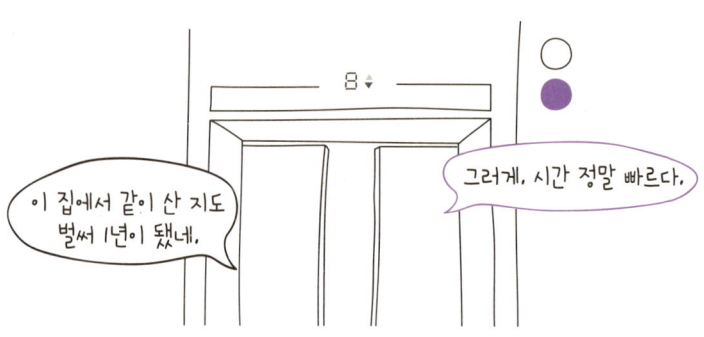

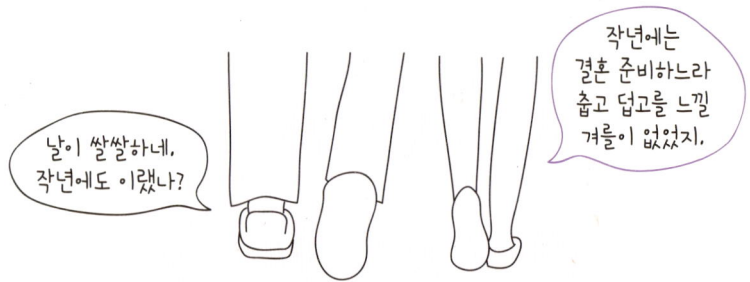

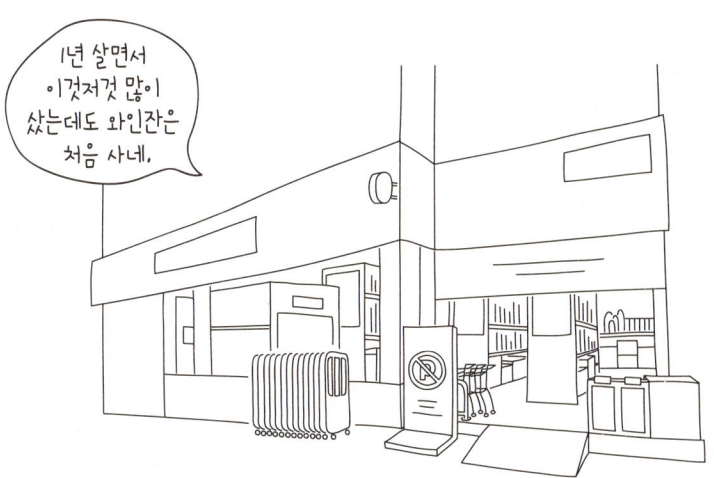

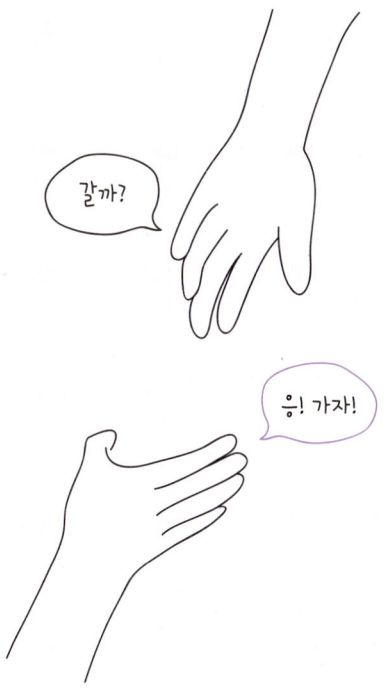

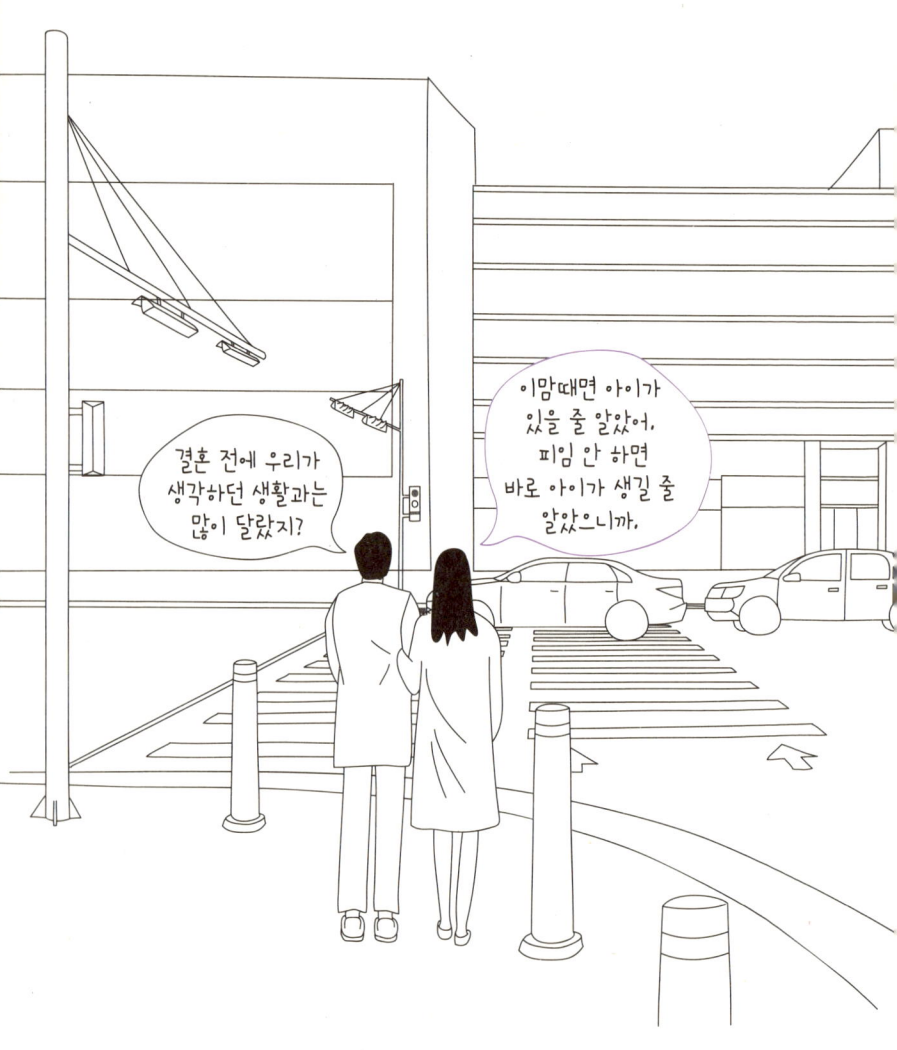

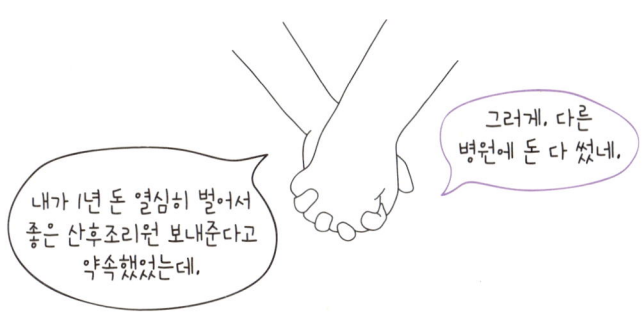
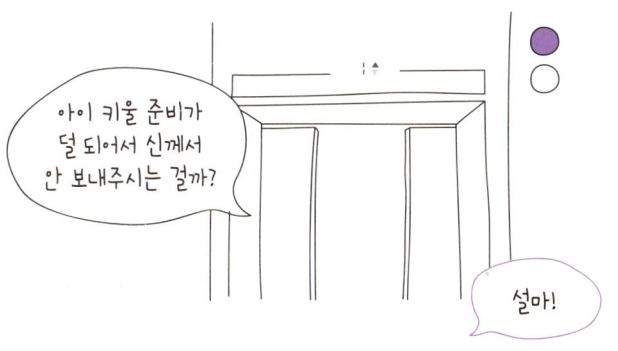

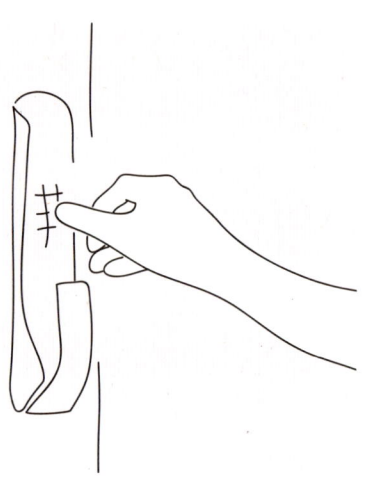

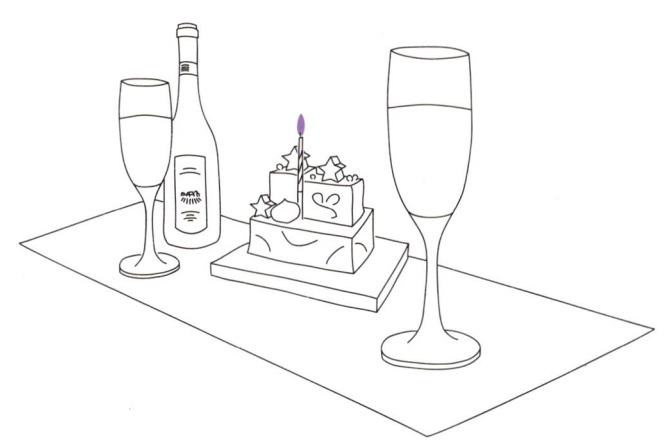

그럼 이제 준비 다 되었으니

파티 해볼까?

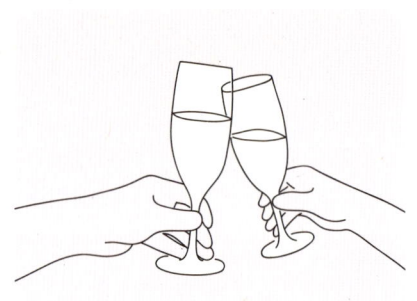

"고맙고 미안해, 나 아니었으면 벌써 아빠 됐을 텐데."

"아니야, 자기 아니었으면 결혼은 생각도 못하고
노총각으로 늙고 있었을 거야.
결혼해줘서 고마워."

21_바람 쐬러 나가자

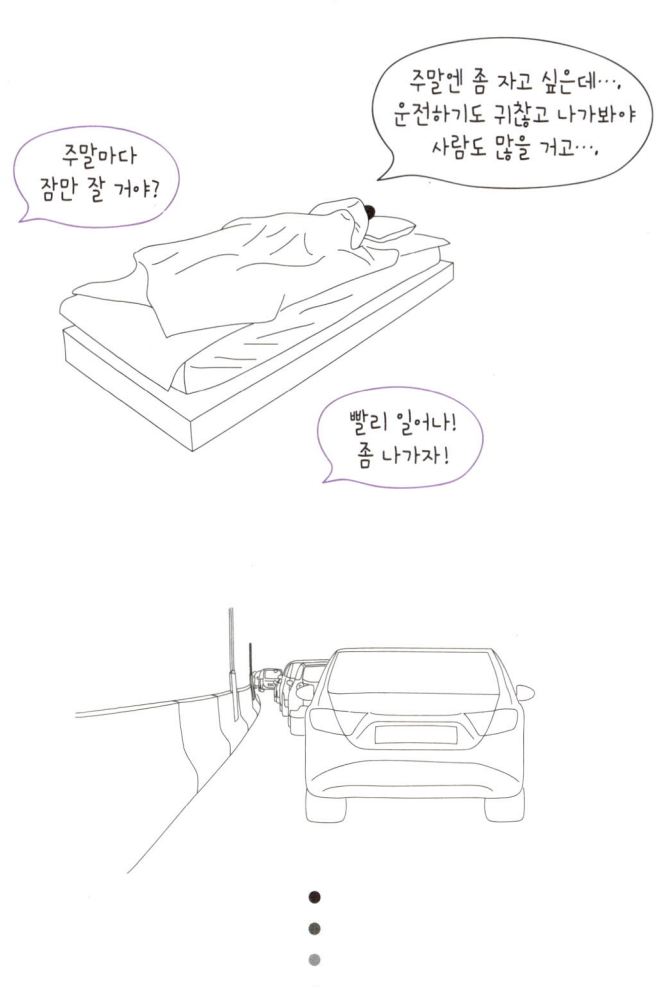

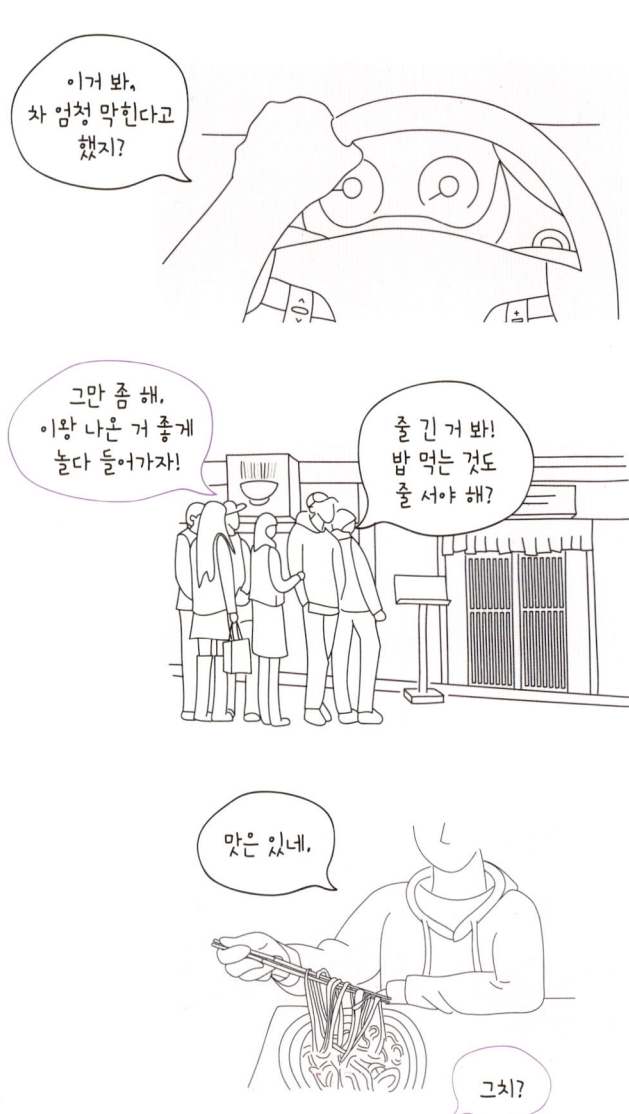

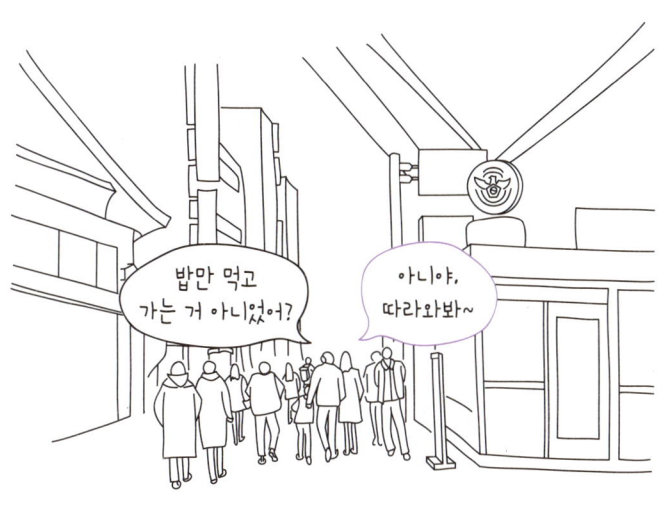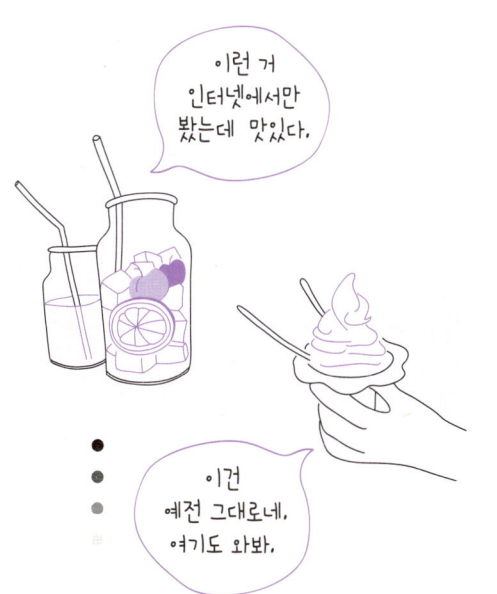

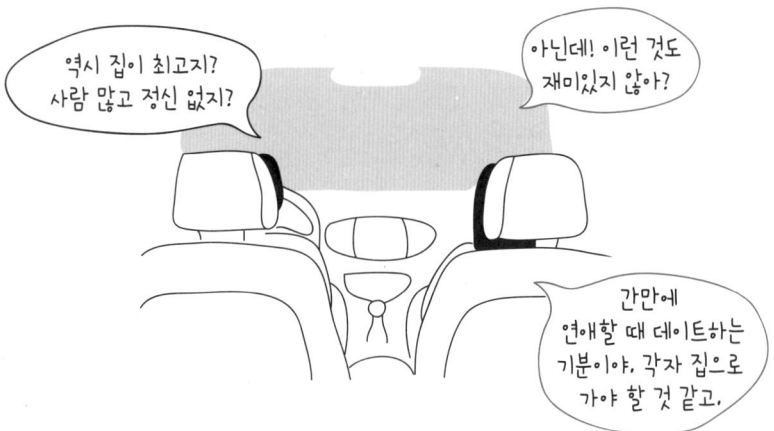

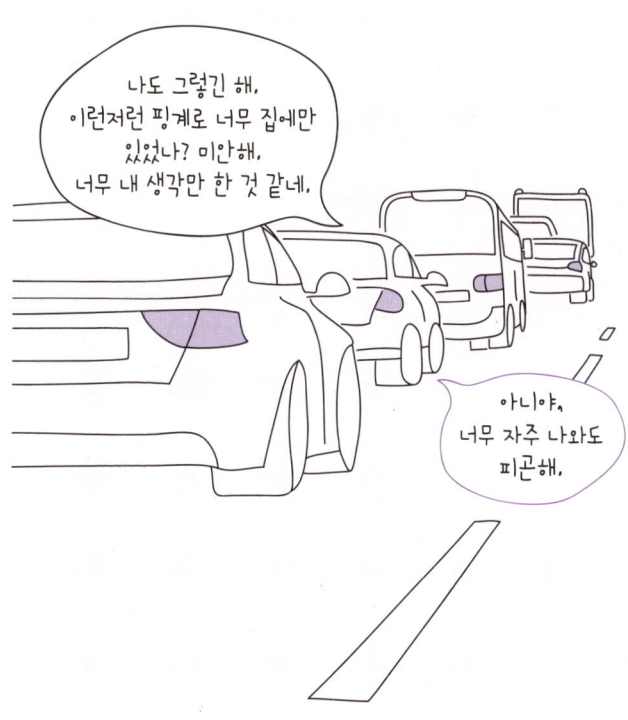

22_충분히 쉬었으니

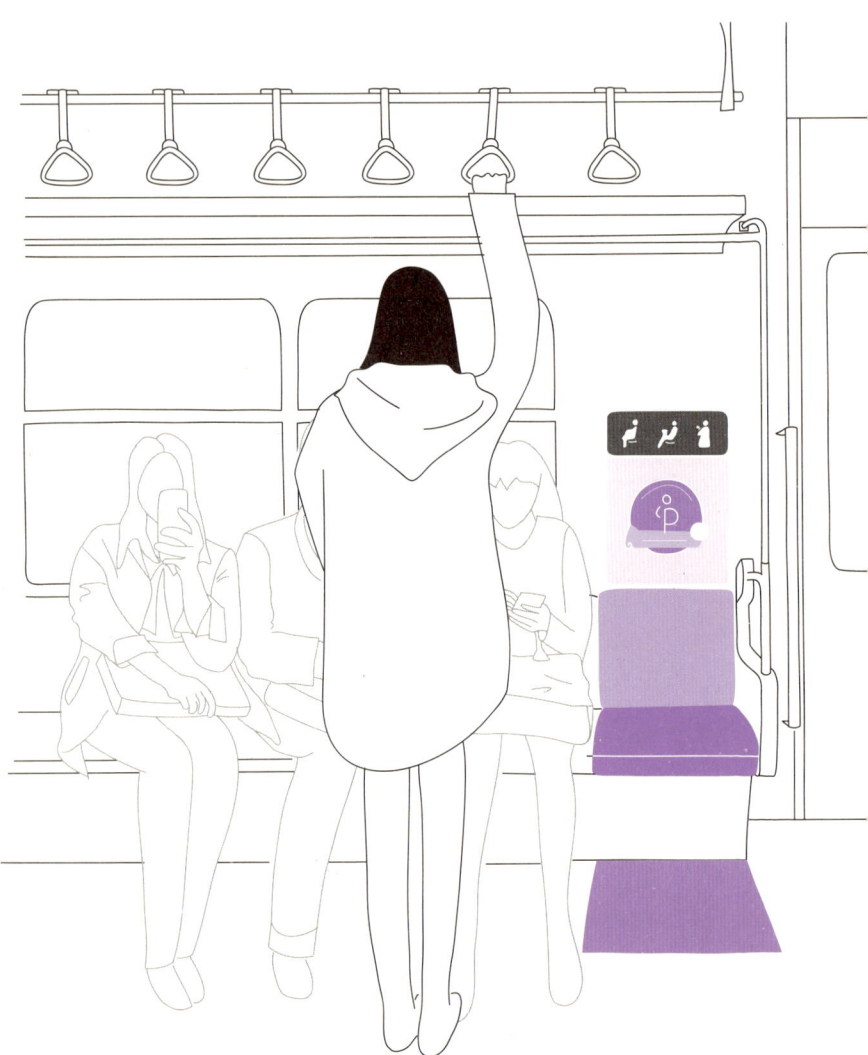

충분히 쉬었으니 다시 시작해야겠다.

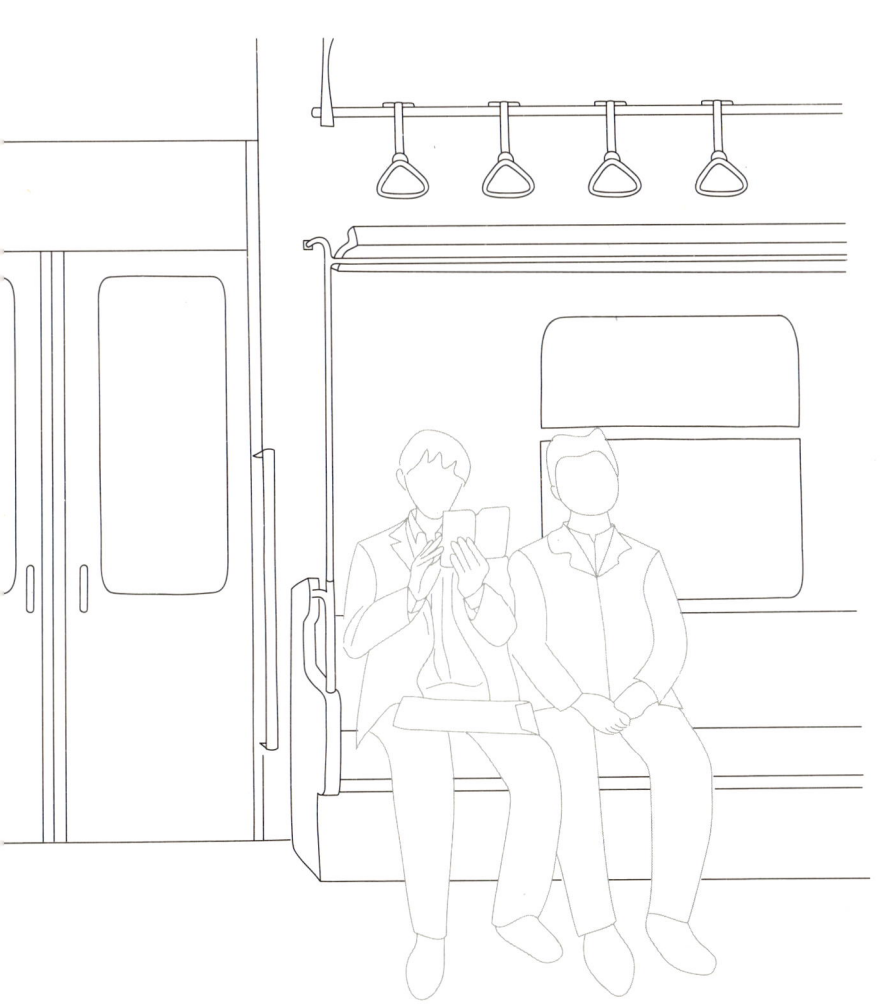

3장

부디, 이번에는 꼭

23_게임을 시작했는데

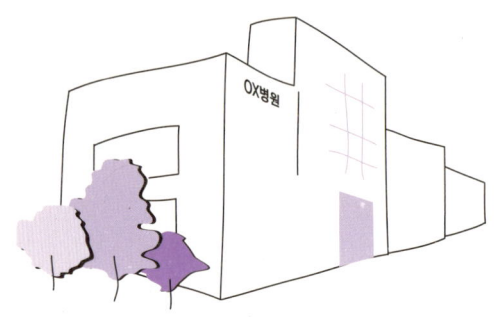

아무리 마음을 굳게 먹고 준비를 많이 해도
병원에 오면 항상 긴장되고 떨린다.

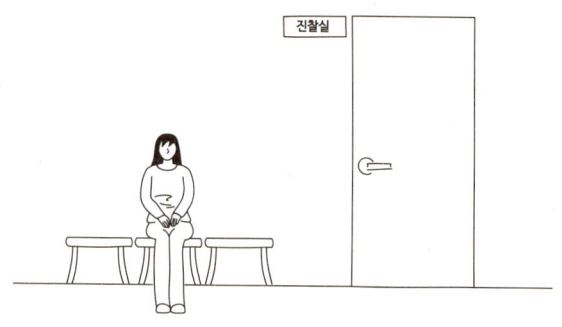

지금 상황을 게임에 비유해보면

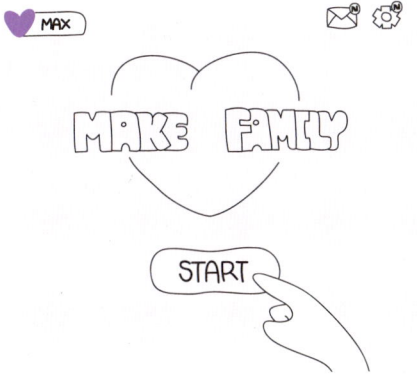

엔딩이 재미있다고 소문났고 무료로 플레이 할 수 있는
하트까지 빵빵하게 준다고 해서 게임을 시작했는데

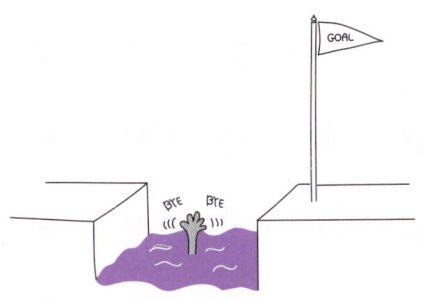

첫 번째 스테이지 골 앞에서 매번 실패하는 바람에
계속 처음부터 플레이 하는 상황.

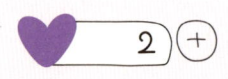

무료 하트는 계속 줄어든다.
유료 결제를 하지 않는 이상 하트가 충전될 일은 없다.

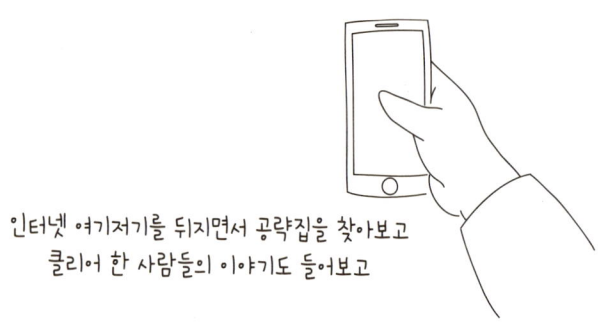

인터넷 여기저기를 뒤지면서 공략집을 찾아보고
클리어 한 사람들의 이야기도 들어보고

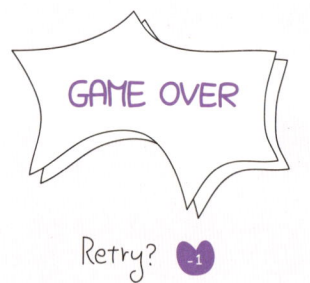

똑같이 했는데
왜 나만 안 되는지
이유를 알 수 없고….

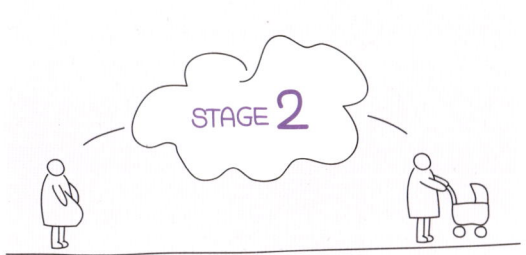

다음 스테이지는 좀 어려워도 재미있다는 이야기가 많고,
해보고 싶은 마음이 너무 간절해서 그만둘 수 없는 게임.

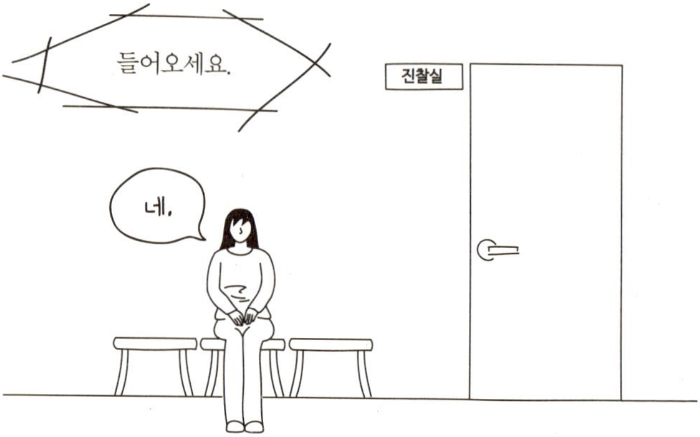

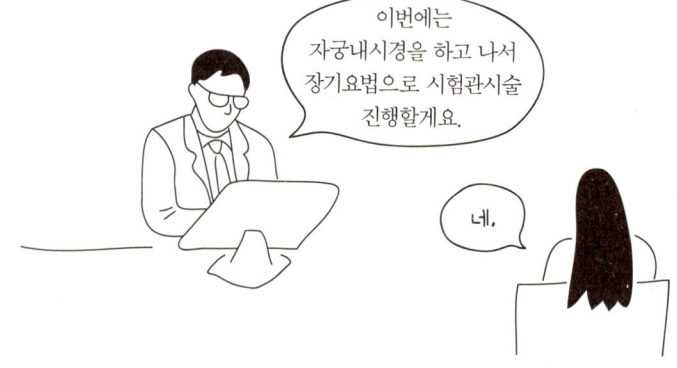

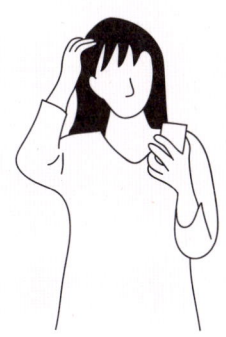

왜 의사 선생님 앞에선 매번 멍해지지?
무슨 말을 들어도 기억이 잘 안 나고.
이번에 하는 건 많이 아픈가? 검색 좀 해봐야겠다.

24_분만실 옆 수술실에서

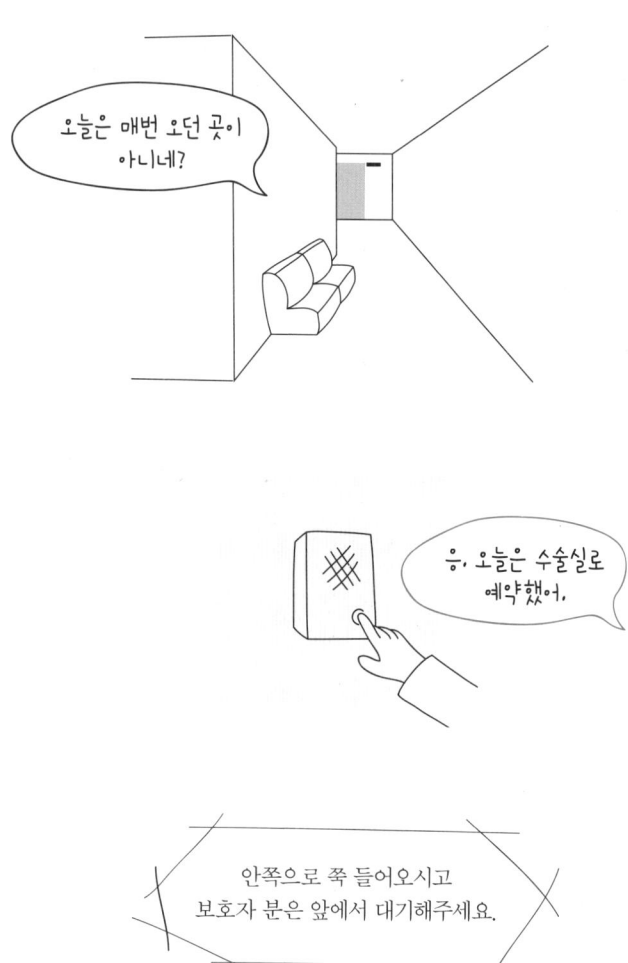

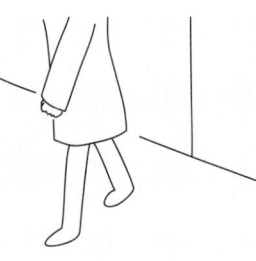

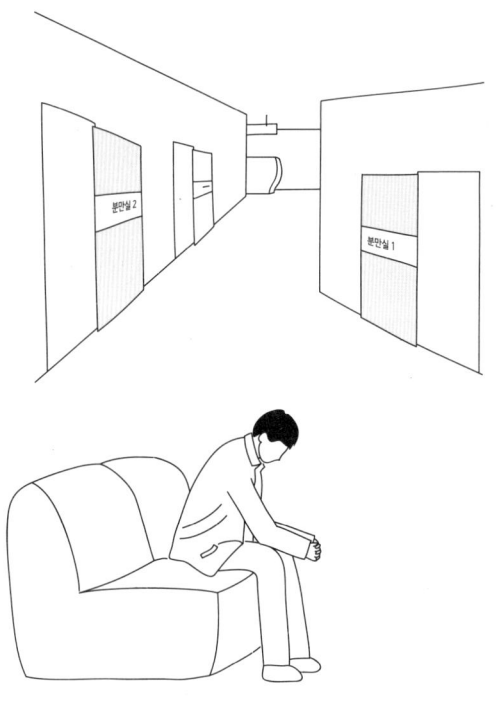

수술실과 분만실이 붙어 있으니 기분이 묘하다.
나만 빼고 다들 아이 기다리는 것 같아서 괜히 주눅 들고.

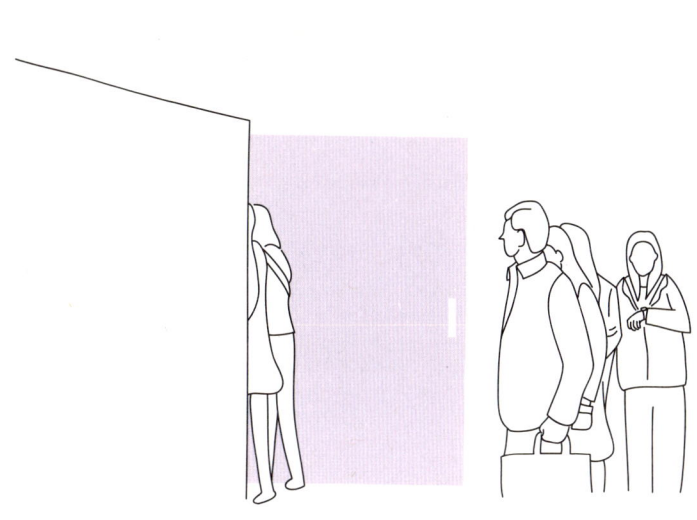

저기엔 왜 이렇게 사람이 많지?

아…, 신생아실이구나. 다들 즐거워 보이네.

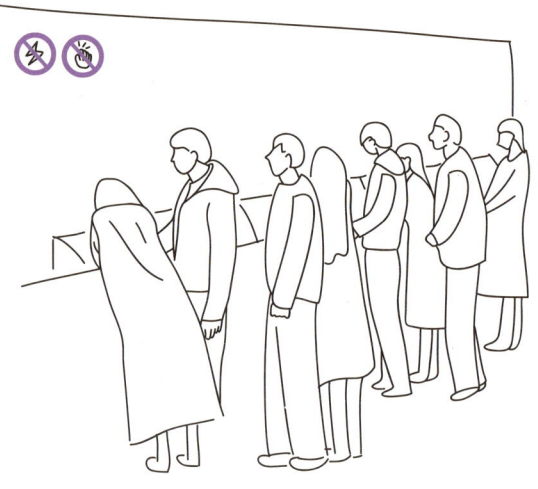

다음에 우리도 아이를 보러 올 수 있으면 좋겠다.
부럽다.

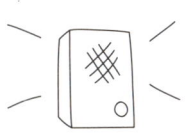

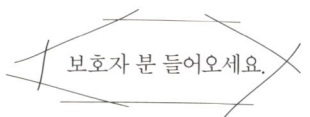

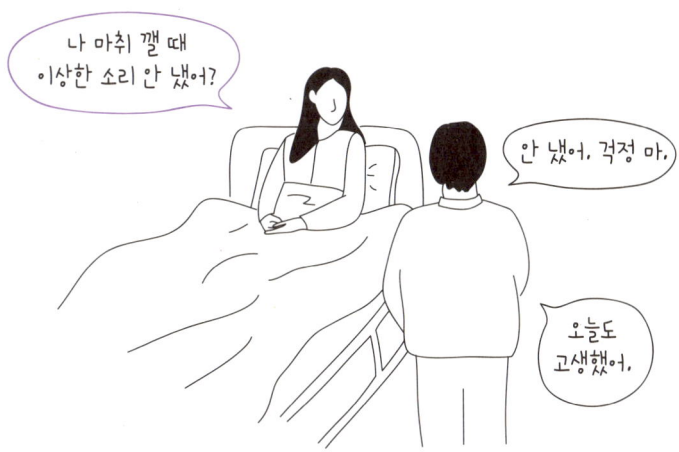

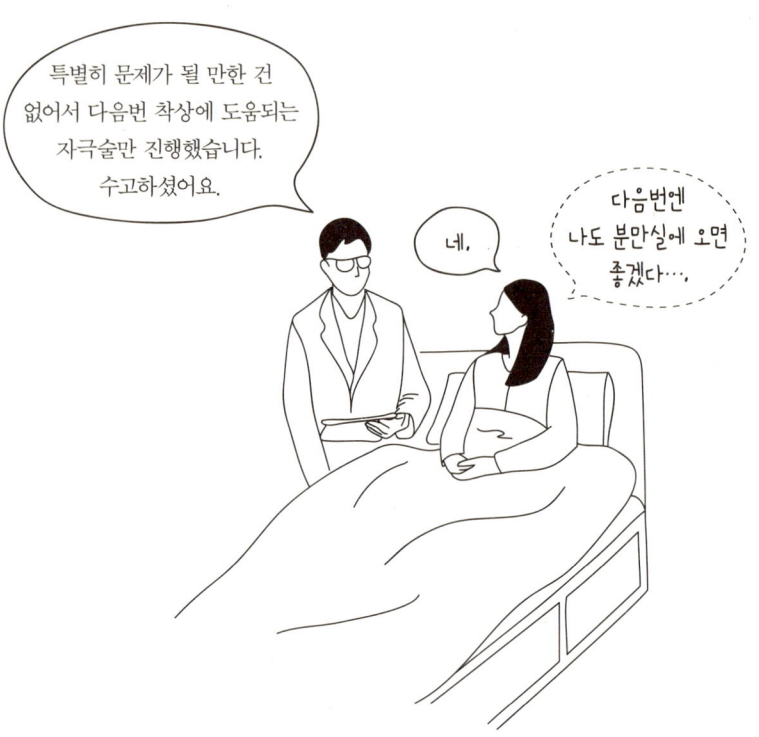

원인이라도 알면 좋을 텐데,
그래도 착상에 도움이 되는 시술을 했다고 하니 기대해봐야지,

시술 후 생리할 때 병원을 찾았지만
자극술을 할 때 나온 피가 고여 있어 한 달을 더 기다리기로 했다.
'이러면 시술한 효과가 떨어지는 건 아닐까?'
초조한 마음으로 한 달을 더 기다렸다.

그렇게 세 번째 시험관이 시작됐다.

25_"고생하신 보람이 있어요"

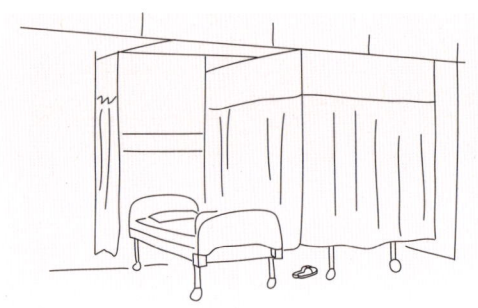

시간이 어떻게 갔는지 느낄 겨를도 없이
벌써 세 번째 이식이 끝났다.

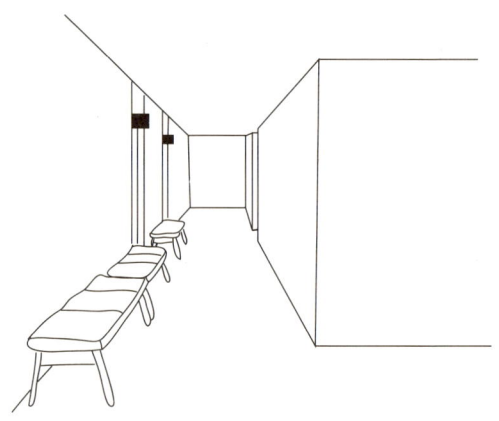

이번에는 장기시술로 다른 때보다 긴 기간 동안
더 많은 주사를 병원에서 매일 맞았다.

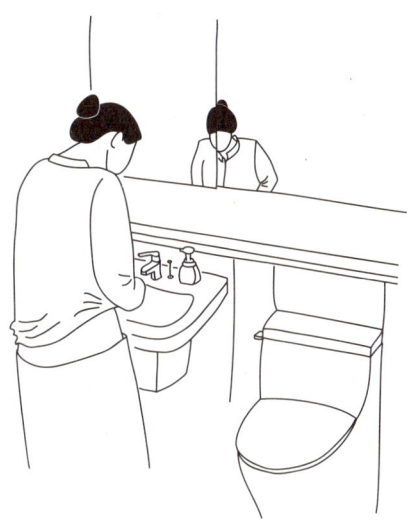

배에 멍이 늘었지만
엄마만 될 수 있다면 이 정도쯤이야!

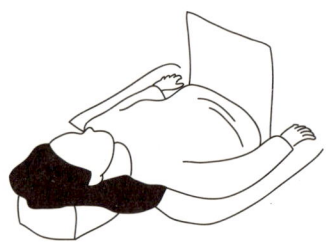

채취 전 초음파 보는 날에는
"이번에는 내막 두께도 좋고 난소 상태도 좋아 보이네요.
고생하신 보람이 있어요"라는 말도 들었다.

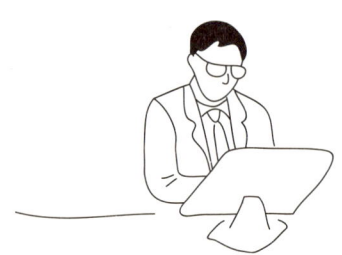

채취 3일 후,
이식을 하고 의사 선생님이
"이식 위치가 좋네요. 그래도 몸 관리 잘 하셔야 해요"
라고 말하셨다.

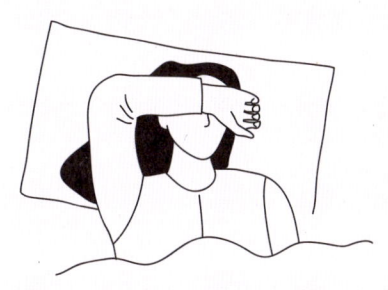

계속 좋은 말만 들었더니 기분이 나쁘지 않다.
컨디션도 좋았는데 잘 되겠지?

26_이번에는?

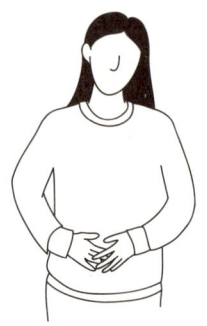

이번에는 이전과 다르게 착상통과 착상혈도 조금 있는 것 같다.

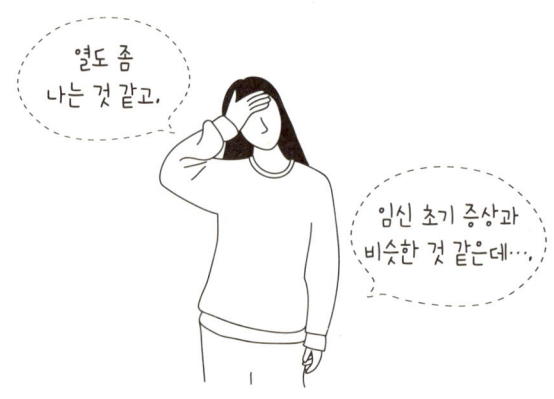

이번에는 정말 되는 건가?
아님 괜한 기대만 하는 걸까?

임신 테스트기를 여러 개 사서(남편에게는 비밀)
매일 체크하려다가 너무 떨려서 중간에 그만 뒀다.
남은 임신 테스트기는 서랍장에 깊숙이 보관했다.

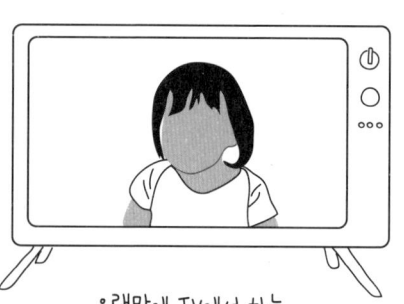

오랜만에 TV에서 하는
육아 예능 프로그램도 보게 됐다.

이식 후부터 피검사 전까지,
정말 사람 피를 말리는 시간이다.
조금만 몸이 이상하면 잘못될까 봐 모든 신경이 곤두선다.
멘탈도 수시로 무너진다.
며칠 뒤면 알 수 있는 결과를 가지고 난 왜 이렇게 안절부절하는 걸까?

27_산책하다가

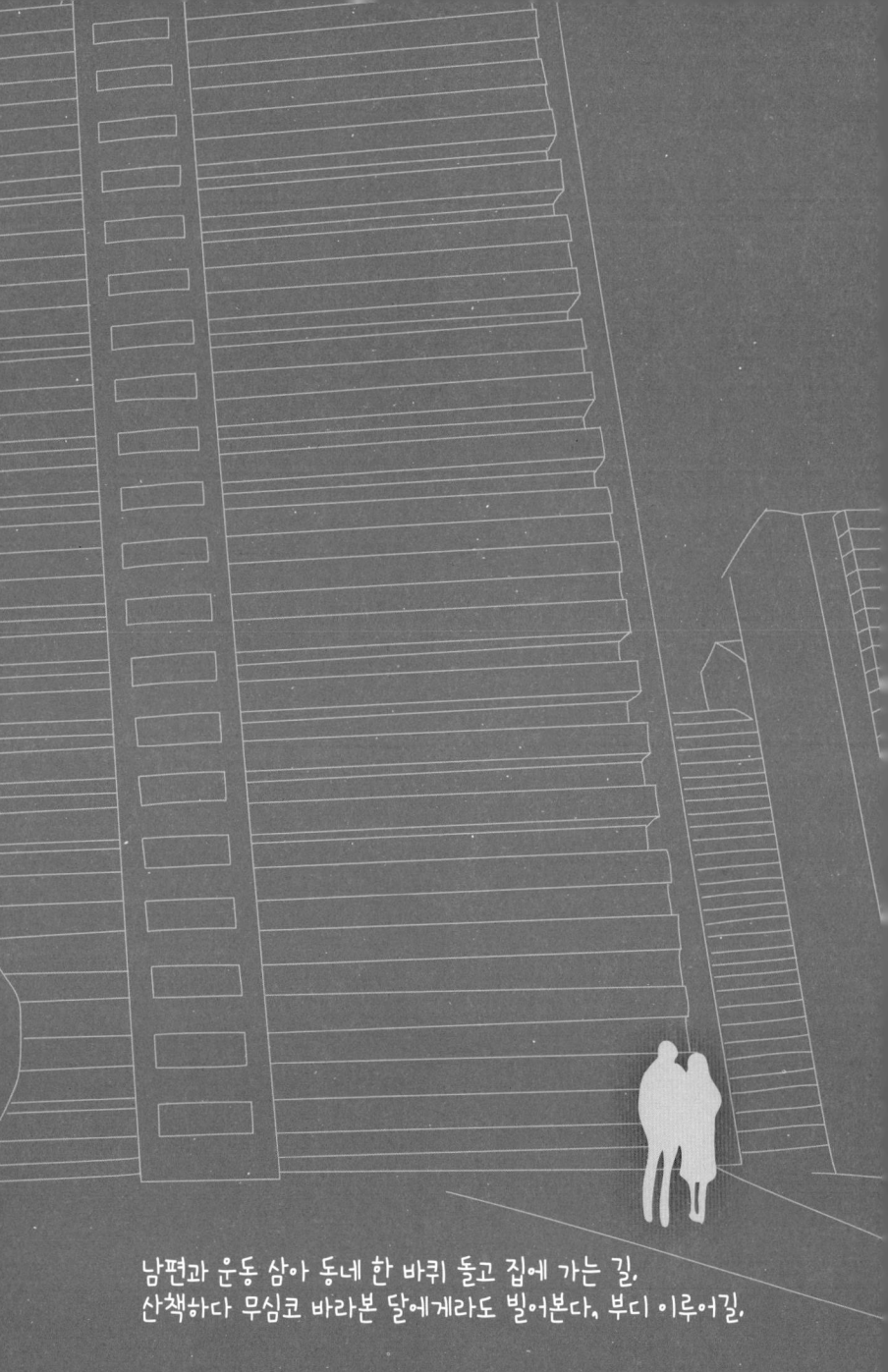

28_세 시간이 참 길다

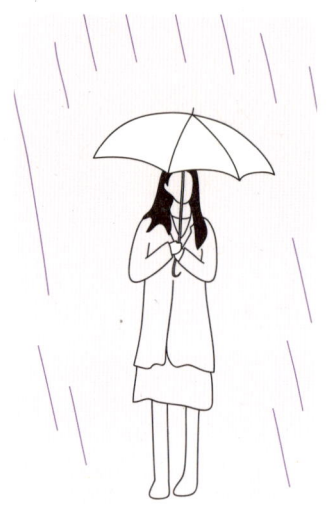
그렇게 기다리던 피검사가 끝났다.

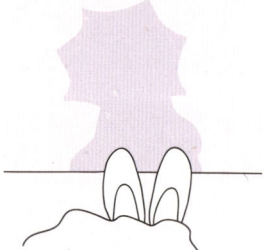
3시간 후면 결과를 알 수 있겠지?

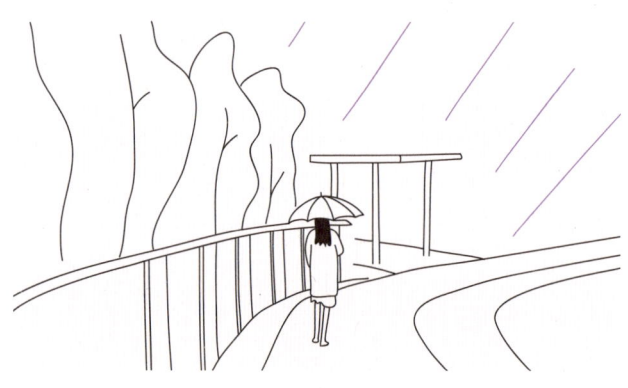
10년 같던 12일.

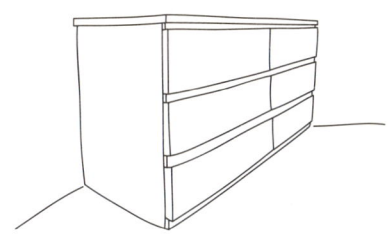

서랍장에 보관해둔 임신 테스트기를 다시 써보려고 했지만
결과를 볼 용기가 나지 않아 포기했다.

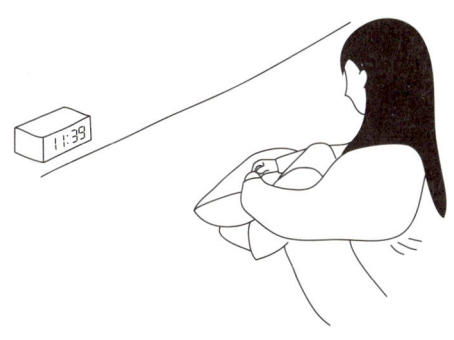

3시간이 참 길다.

하지만

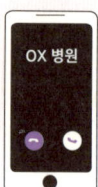

수치가 0.4 나왔습니다.
비임신이세요. 혹시 다시 하시면
저희 병원에서 하실 건가요?

느낌이 참 좋았는데 왜 안 됐을까?
나는 안 되는 건가?

착상이 가장 어렵다는 걸 이제야 알게 됐다.
임신에 성공한 사람들 이야기를 들어봐도
"누워만 있었다"
"그냥 평상시처럼 생활했다"
"임신을 포기하고 놀이동산에 놀러도 갔는데 임신했다"
"이런 거 저런 거 먹었더니 도움이 됐다"
서로 다른 이야기를 하는 것 같다
정답은 없나 보다.

29_간만에 소주 한잔

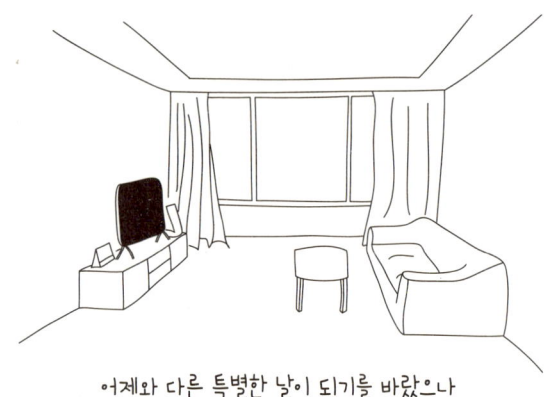

어제와 다른 특별한 날이 되기를 바랐으나

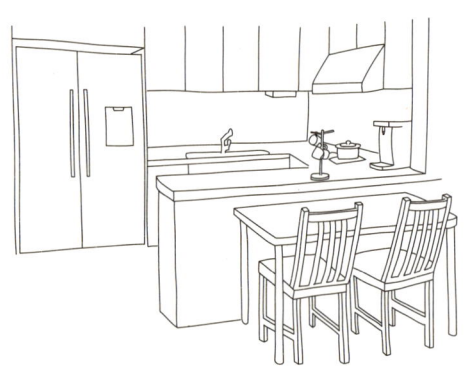

무언가 허전한 마음만 남았을 뿐
아무 일도 없던 것처럼 평범한 일상이 반복된다.

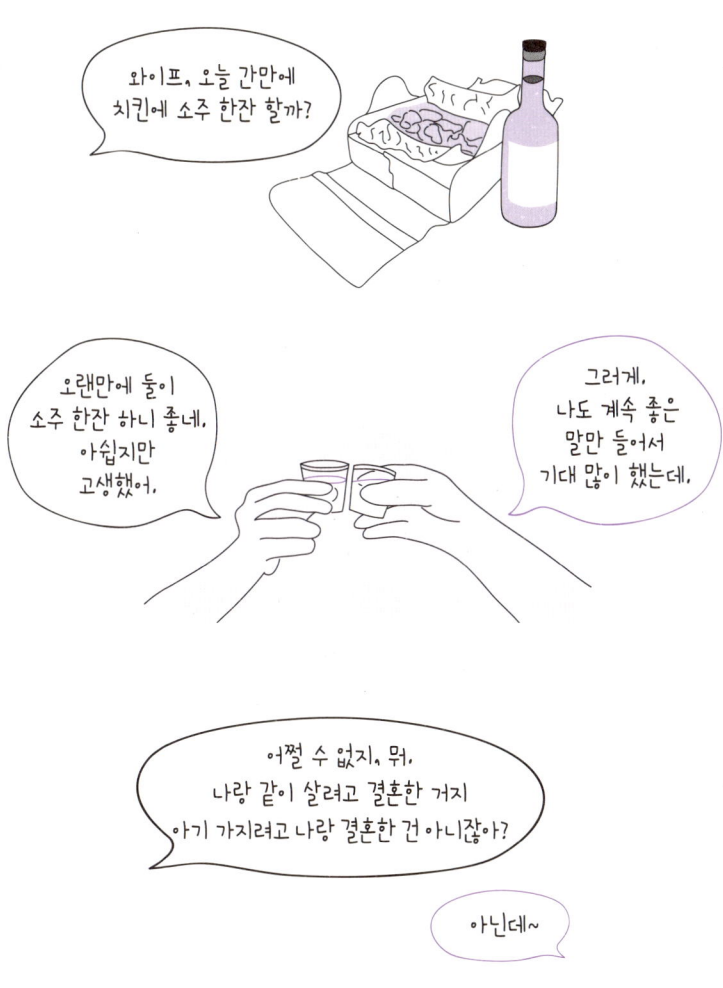

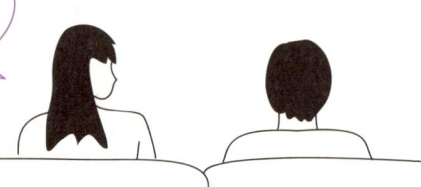

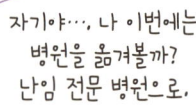

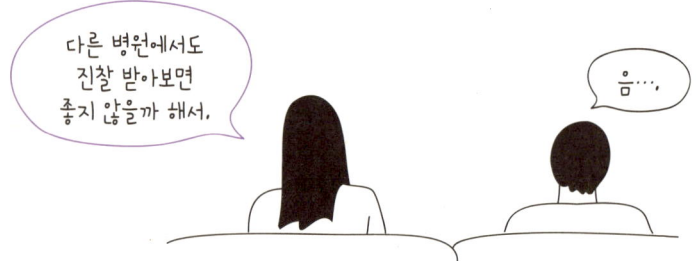

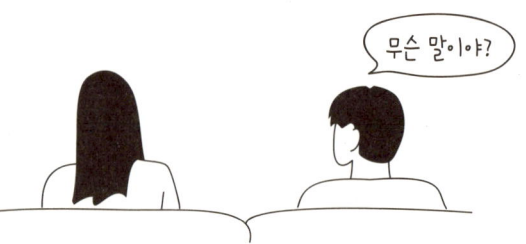

"병원이나 옮겨볼까?"라고 가볍게 말하지만
하루 종일 얼마나 많이 고민하고 이야기했을까.

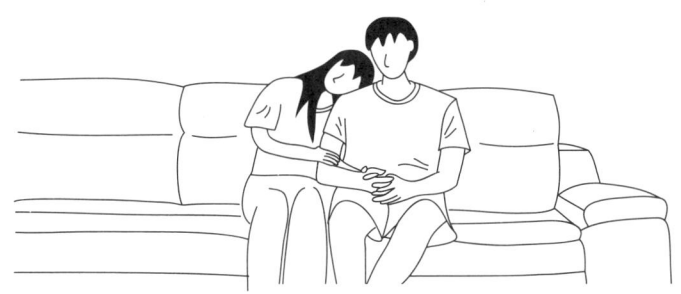

섣불리 답하기가 조심스럽다.
그저 "이번엔 운이 없었나봐" "괜찮아, 다음엔 잘될 거야"라고 말하는
내가 무책임해보일 정도로….

●
●
●

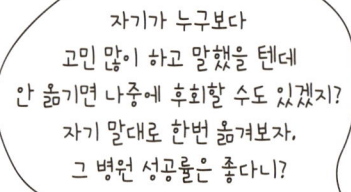
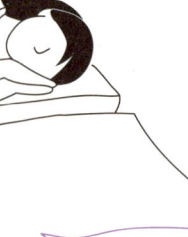
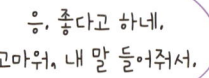

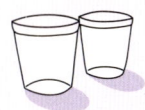

병원을 옮기는 이유를 묻는 남편에게 차마 하지 못한 말이 있다.

"산부인과가 옆에 있어서 임산부들을 마주칠 때마다
내 자신이 점점 작아지는 것 같아."

얘기할까 말까 하다가 그냥 삼켜버렸다.

4장

오 베이비!

30_지원금 신청도 마지막

다시 처음으로 돌아왔다.

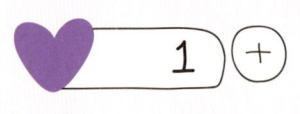

매번 지원금 신청으로 시작한다.
나에게 주어진 지원금은 이번이 마지막.

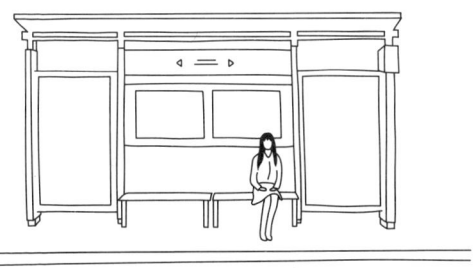

남편에겐 아무것도 아닌 일처럼
"가서 신청서만 쓰고 오면 돼"라고 말했지만

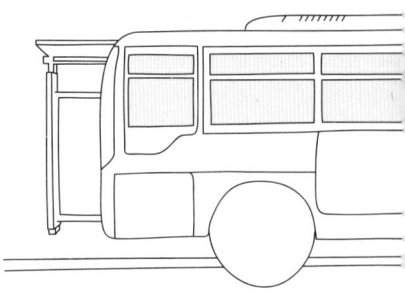

지원금 신청하러 가는 이 길이 정말 싫다.

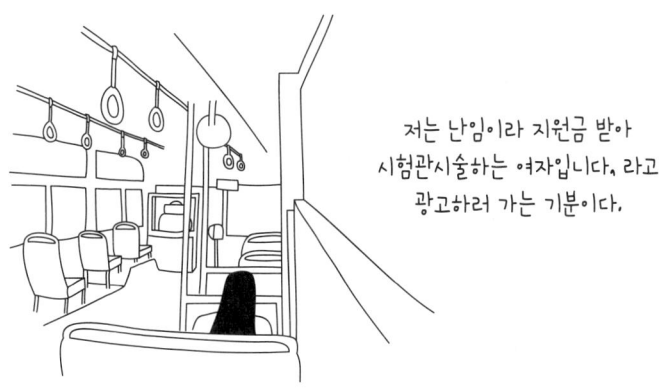

저는 난임이라 지원금 받아
시험관시술하는 여자입니다. 라고
광고하러 가는 기분이다.

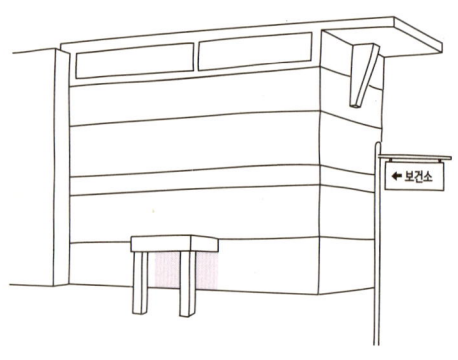

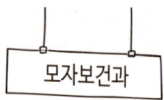

저기요…, 지원금 신청하러 왔는데요….

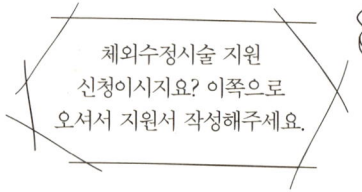

체외수정시술 지원 신청이시지요? 이쪽으로 오셔서 지원서 작성해주세요.

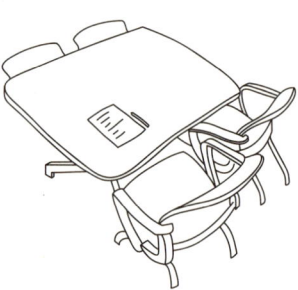

여기 작성 다 했어요.

지원 수술 차수	신청	신선 : □1차 / □2차 / □3차 / □4차 / □5차
		동결 : □1차 / □2차 / □3차 / □4차 / □5차 / □6차 / □7차
	재신청	신선 : □1차 / □2차 / □3차 / ☑4차 / □5차
		동결 : □1차 / □2차 / □3차 / □4차 / □5차 / □6차 / □7차

벌써 네 번째인데 이런 걸 빼먹고 작성하시면 어떡해요. 여기 마저 작성해주세요.

아…, 네…,

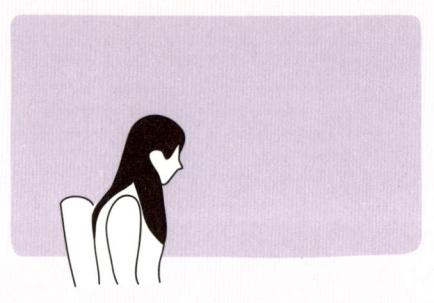

돌아오는 버스 안에서 울지 않으려고 엄청 참았다.
그렇게 사람 많은 곳에서 전혀 모르는 사람의 입을 통해
"3번이나 실패했다"는 말을 들으니
'내가 이걸 왜 시작했을까?'라는 생각이 든다.
죄를 지은 것도 아니고 나쁜 일 하러 다니는 것도 아닌데
왜 이렇게 숨기고만 싶을까?

마음 굳게 먹고 씩씩하게 다시 시작하려고 했는데
많은 생각이 든 오늘.

31_제일 어려운 일

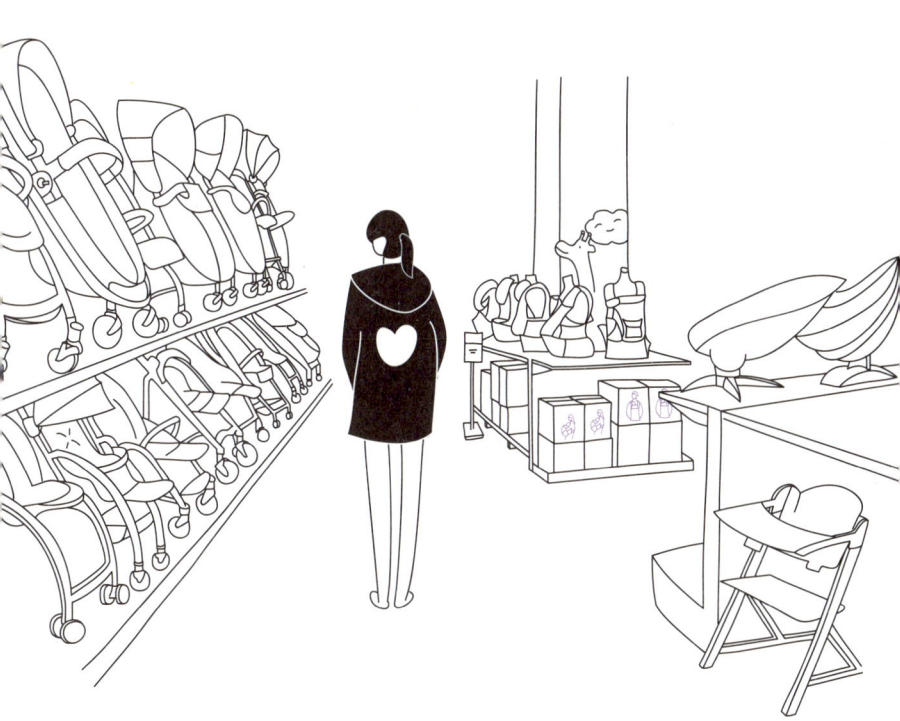

마음을 비우고 편하게 지내라고 쉽게들 말하지만
그게 제일 어려운 일이다.

32_허무함

오늘은 병원을 옮기기 위한 진료 기록을 정리 받았다.
1년간의 진료 기록이 종이 몇 장으로 간단히 정리되는 것을 보니
기분이 묘하다.

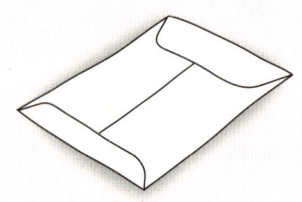

떨리는 마음으로 처음 혼자 병원에 온 날부터
남편하고 둘 다 엄청 긴장하고 병원에 온 첫 채취 날,
피검사 하고 초조한 마음으로 병원을 나갔던 순간까지,
이런저런 기억이 스쳐간다.

나중에, 언제가 될지는 아직까지 잘 모르겠지만 임신에 성공해서
남편이랑 손 꼭 붙잡고 산부인과 진료를 위해 같이 오면 좋겠다.
그때는 시험관시술한 지금을 해프닝 정도로
웃으며 이야기할 수 있으면 좋겠다.

33_역시 내 편!

뜬금없이 보건소에서 사과 전화가 왔다.

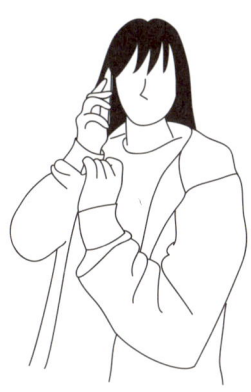

이게 뭔가 싶어서 남편에게 이야기했더니,
자기가 보건복지부와 청와대 사이트 등에
내가 보건소에서 겪은 일을 올려서
전화가 왔을 거라고 말했다.

역시 내 편!

●
●
●
●

며칠 뒤

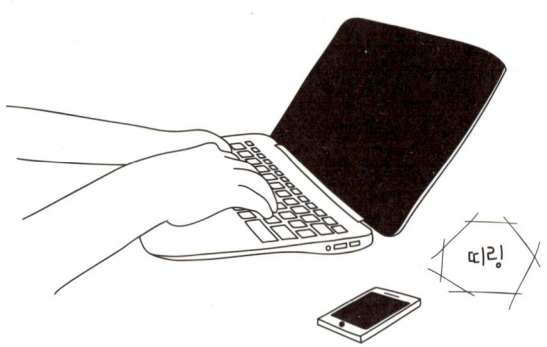

띠링

> 남편~ 뭐 먹고 싶은 거 없어?

딱히 없는데? 왜?

> 그냥! 맛있는 거 해주고 싶어서~ 칼퇴하고 와!

알았어. 뜬금없이 왜 이래?
내가 뭐 잘못했니?;

남편인 내가 해줄 수 있는 게 별로 없는 것 같다.
옆에서 묵묵히 있어주거나 이야기를 들어주는 것 정도.
좀 더 큰 도움이 되면 좋을 텐데.

34_왜 또 떨리는지

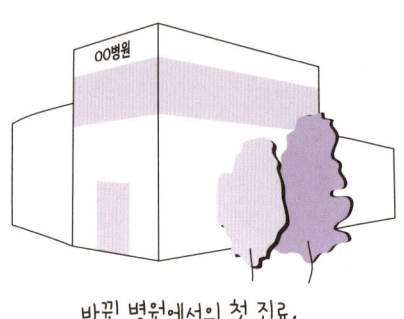

바뀐 병원에서의 첫 진료.

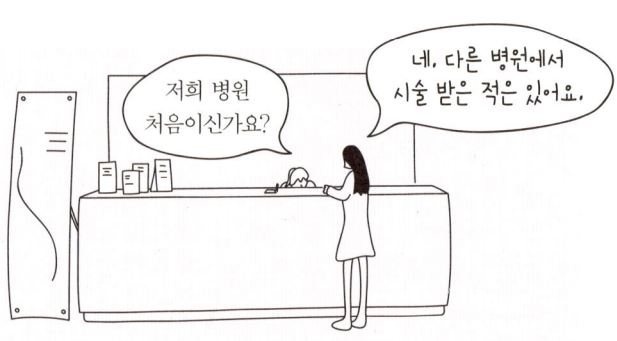

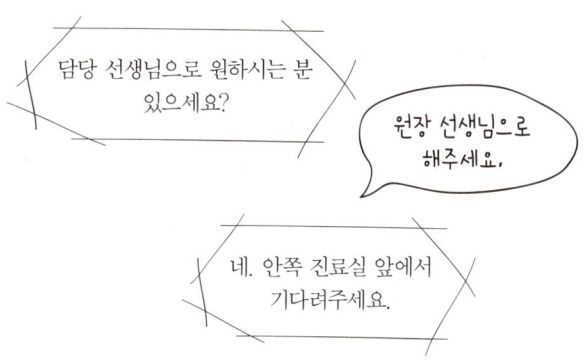

여기도 사람이 많구나. 한참 기다리겠네.

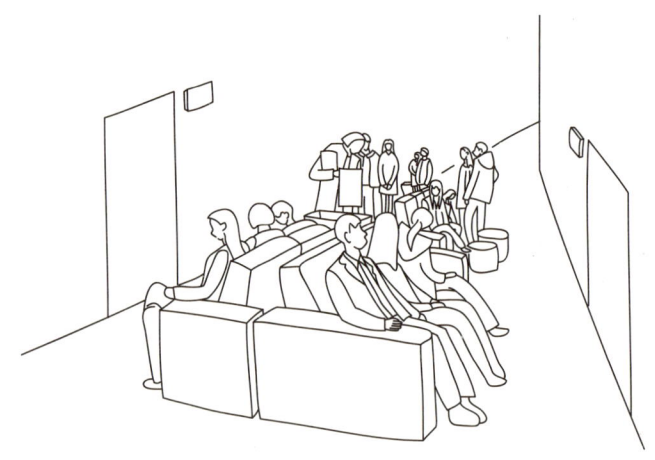

처음도 아닌데 왜 이리 떨리는지.

남편하고 같이 올 걸 그랬나.

초조해하지 말고!
좋은 생각만 하고!
지원금도 이번이 마지막인데 잘 되면 좋겠다.

35_제자리걸음

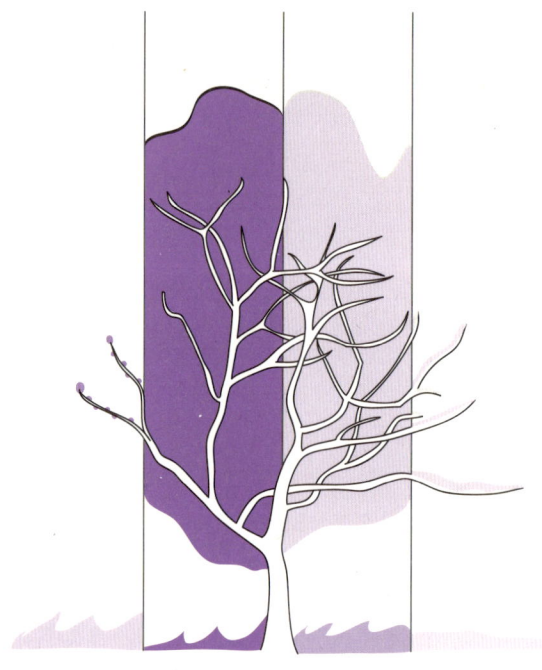

병원 옮겨서 들떴던 때가 엊그제 같은데,
벌써 계절이 4번 바뀌고 1년이라는 시간이 훌쩍 지났다.
그동안

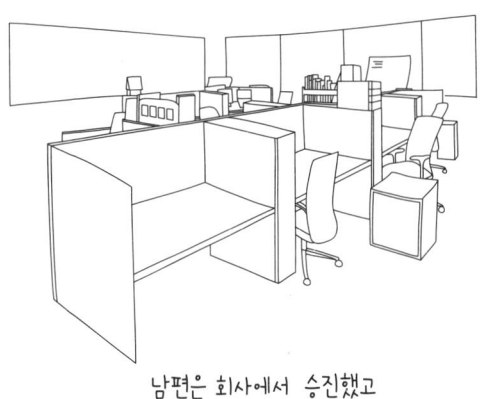

남편은 회사에서 승진했고

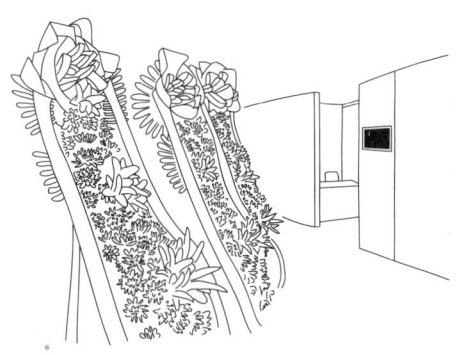

옆 동에 사시던 시외할머니는 돌아가셨다.

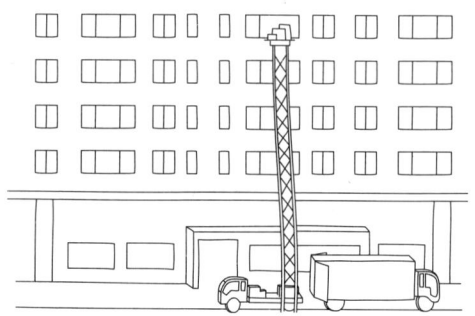

동생네 가족은 더 큰 아파트로 이사했고

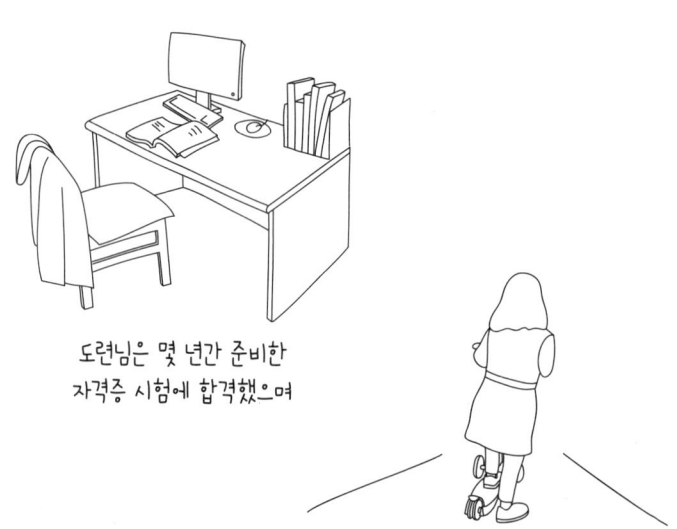

도련님은 몇 년간 준비한
자격증 시험에 합격했으며

결혼할 때 아장아장 걷던 조카는
이제 킥보드를 타고 놀 정도로 커버렸다.

나는 그대로다. 뫼비우스의 띠에 갇힌 것 같다.

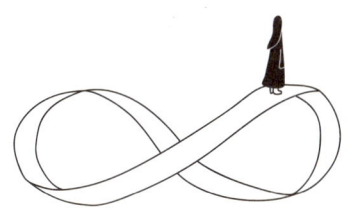

1년간 시술 2번과 냉동시술 1번,
결과는 늘 같았다.

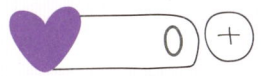

지원금을 다 쓴 건 이미 오래전이다.
부부싸움하면 친정 가지 않고 멋진 호텔에 가려고
결혼할 때 가져온 비상금도 다 써버렸다.

계속 해야 할까?
아니, 계속 할 수 있을까?

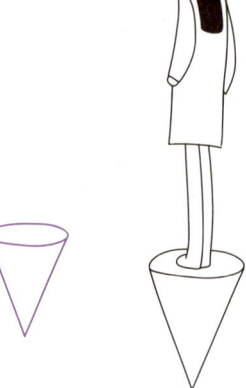

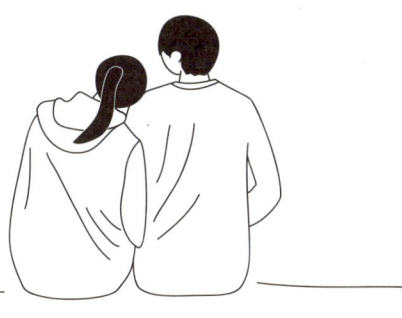

아이 없이 둘이 사는 삶은 어떨까?
잘 살 수 있을까?

남편을 놓아줘야 하나?

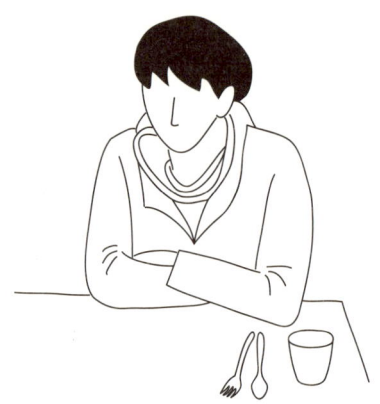

만약 내가 떠나면 이런 고민 없이 다른 여자 만나서
평범한 가정을 꾸리고 예쁜 아이와 함께 살 수 있을 텐데.

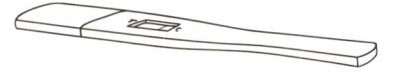

노력한 만큼 결과가 나온다면….

"둘이 살면 되지, 왜 이렇게 아이에 집착하니?"
"둘이 사는 것도 괜찮아!"
위로하려고 하는 말이라는 건 안다.
하지만 안 하는 것과 못 하는 건 차이가 크다고 생각한다.

출산도 선택이다.
우리는 아이를 갖고 가족을 만들어 나가려는 선택을 한 것이다.
그리고 이 선택에 후회하고 싶지 않다.

36_둘이서 홀가분 여행

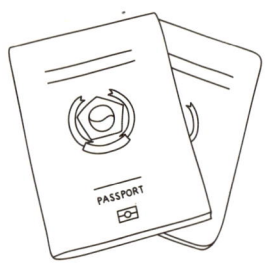

결혼하고 이런저런 이유로 여행을 한 번도 못 갔는데
마음 정리도 할 겸 일본에 다녀오기로 했다.

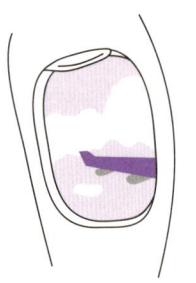

이번 여행으로 마음이 조금이라도
좋아질까?

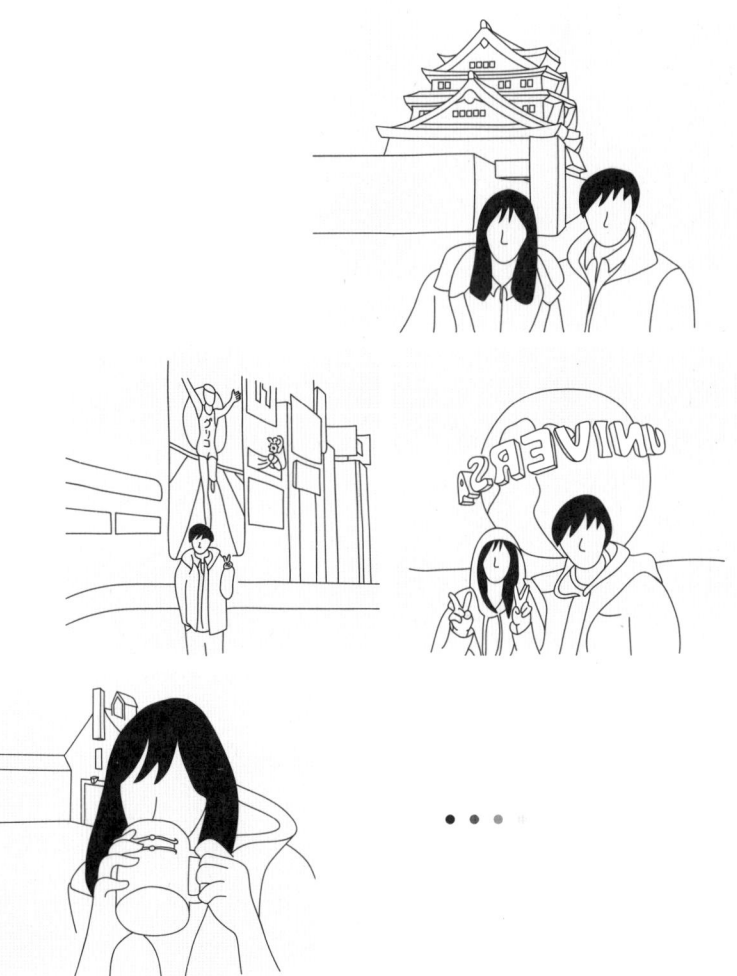

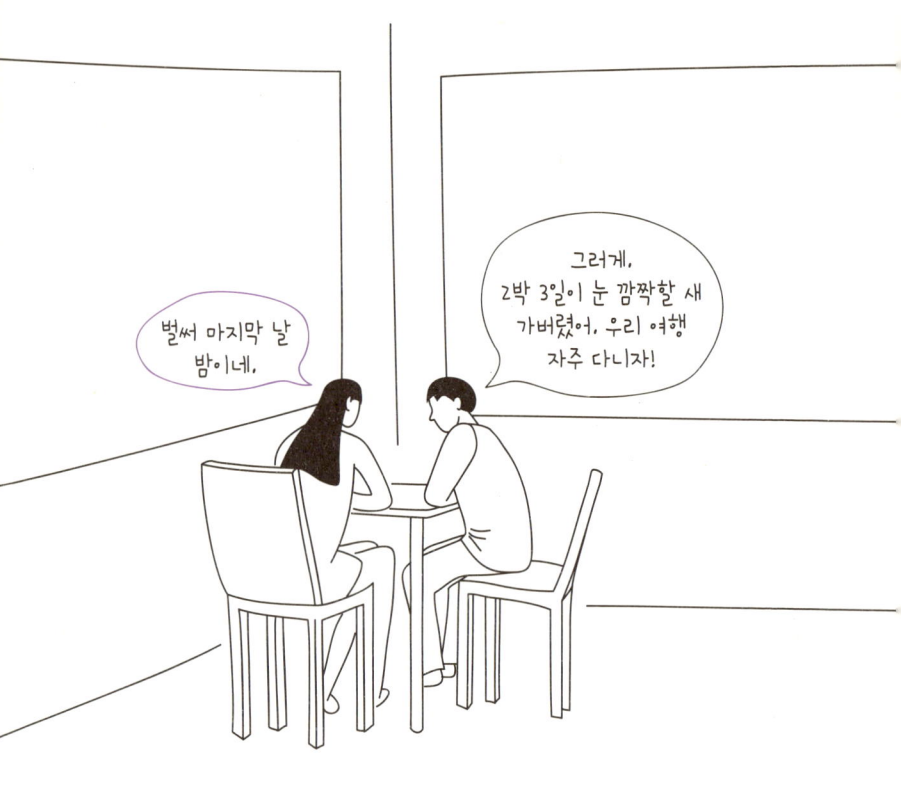

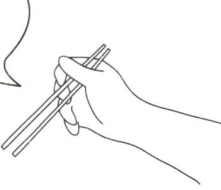

내일이면 다시 일상으로 돌아가는데, 기분은 좀 어때?

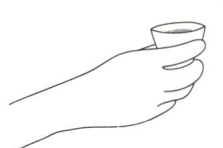

조금은 여유로워진 것 같아. 우리 돌아가면 당분간 시험관은 좀 쉴까?

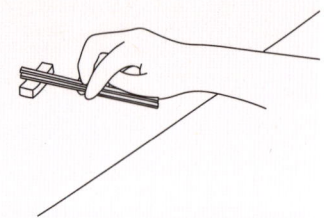

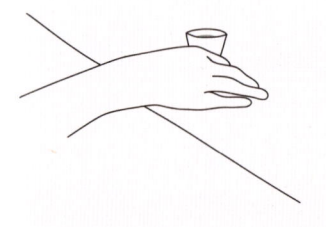

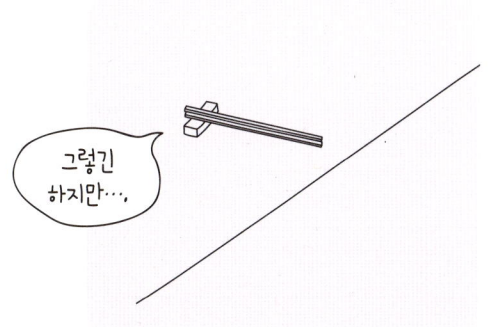

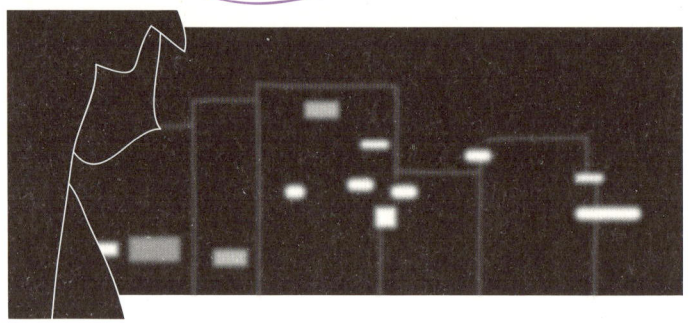

그리고 계속 실패만 하다 보니 잃어버린 자신감도 찾고 자존감을 높일 시간도 필요한 것 같아. 점점 나를 잃어버리는 기분이 들어.

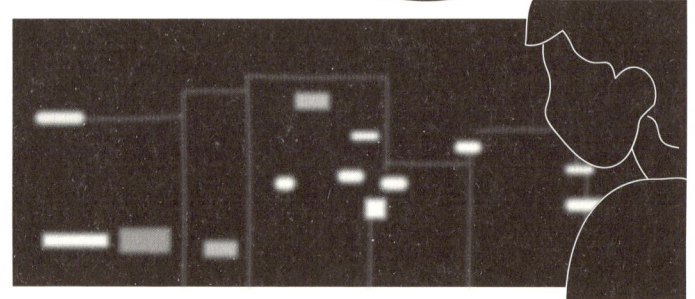

아…, 미안해. 그 생각까지는 못했어.

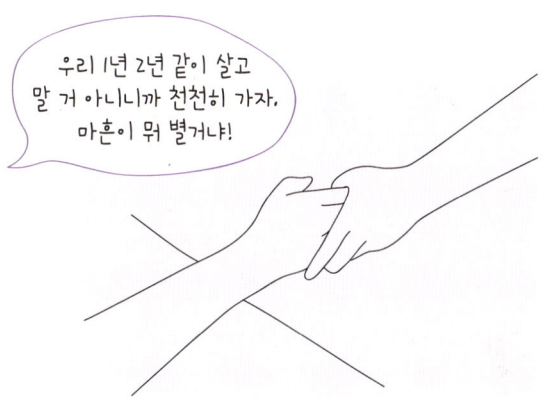

우리 1년 2년 같이 살고 말 거 아니니까 천천히 가자. 마흔이 뭐 별거냐!

모든 것에 다 때가 있다는데 우리한테 아직 그때가 오지 않았을 뿐이야.

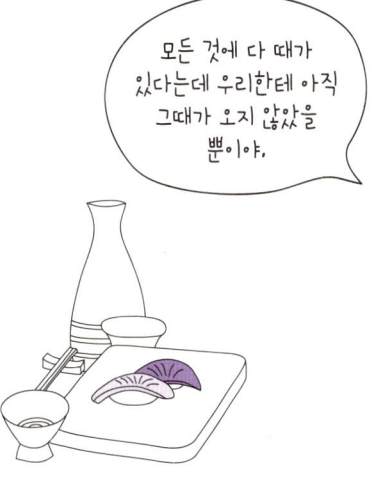

오늘은 기분 좋게 취해볼까나?

그렇게 우리의 여행은 끝이 났다.

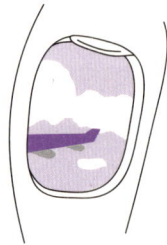

그래도 다음엔 셋이서 여행하면 좋겠다.

●
●
●

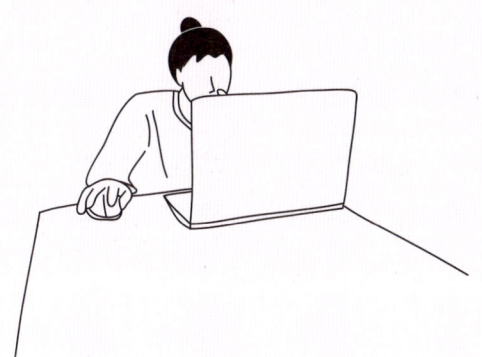

다시 일상으로 돌아왔다.
짐을 정리하고 제일 처음으로 한 일은 이력서 작성.
다시 일할 생각을 하니 설레기도 하고,
2년이나 쉬었는데
잘 할 수 있을지 걱정도 되고.

37_흘러가는 대로

다행이 금방 일을 구했다.
시험관 생각은 마음 한구석으로 밀어두고 일한 지도 벌써 3개월이 흘렀다.

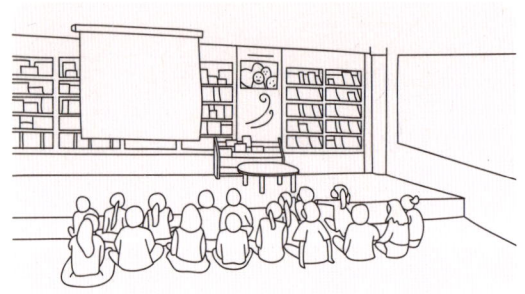

일이 제법 익숙해지고 재미있어질 때쯤 받은
남편의 문자 한 통,

> 회사에서 보너스 받았는데
> 우리 시험관 다시 한 번 해볼까?

> 음… 생각해볼게.
> 이따 저녁에 다시 이야기해보자.

먼저 이야기를 꺼내주어 고맙기도, 미안하기도 했다.

서로 의견이 다르지 않아서 많은 이야기를 하진 않았다.

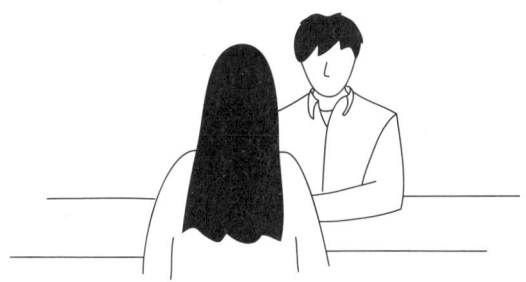

시험관을 다시 시작하기로 했고 일은 계속하기로 했다.
성공에 대한 확신이 줄어든 탓인지 일을 섣불리 그만둘 수는 없었다.

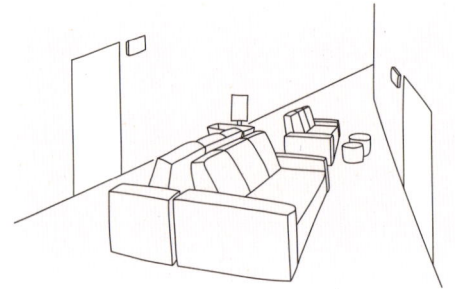

오전에는 병원 진료 및 주사 맞기

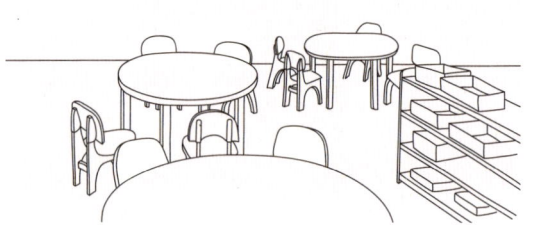

오후에는 어린이집 보조교사로 업무

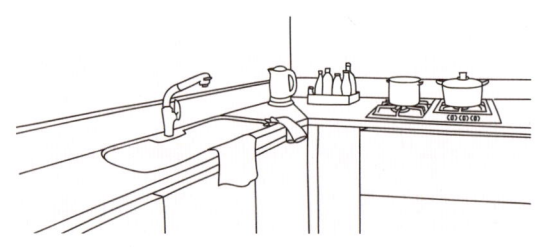

저녁에는 집안일.
시간이 어떻게 가는지도 모를 만큼 정신없는 나날을 보내고 있다.

그 덕에 매일 밤 눕자마자 바로 잠든다.
몸이 좀 피곤해도 어느 하나 허투루 하고 싶지 않다.

38_End, And

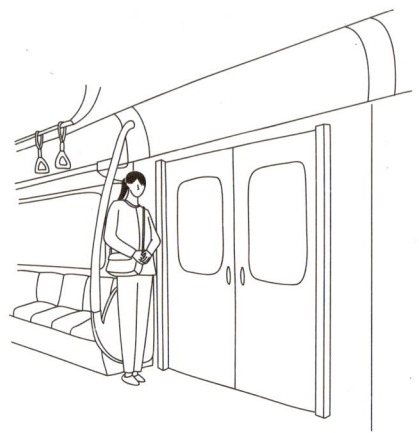

가장 긴장되는 피검사 결과 기다리는 시간.

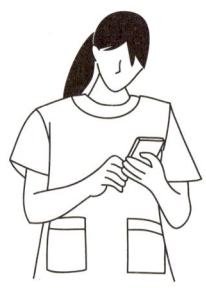

3시간 내로
연락을 준다고 했는데 연락이 없네.
기대하지 말아야 하나….

언제 오려나….

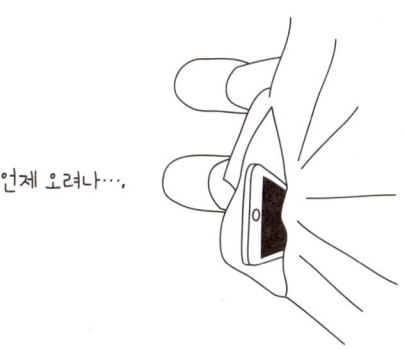

잠시 후

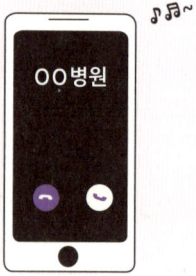

왔다.

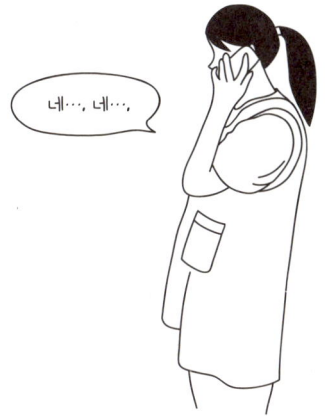
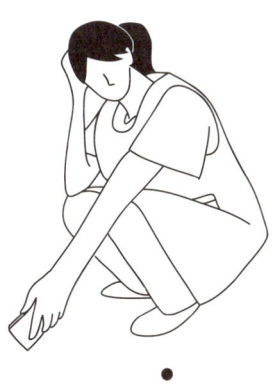

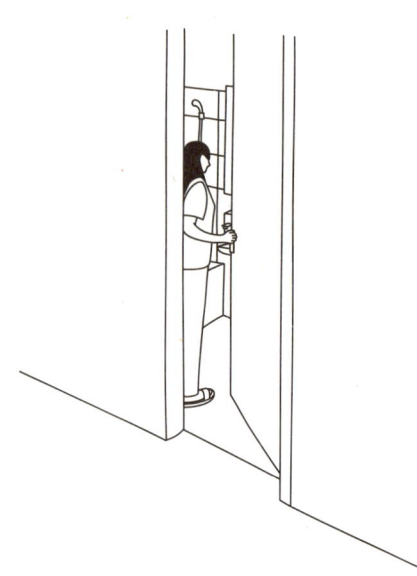
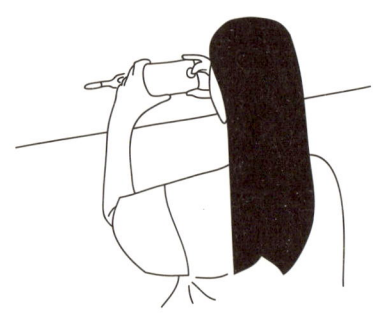

오늘은 퇴근하고 빨리 와

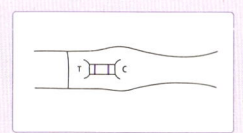

이거 뭐야? 된 거야?
자기 꺼야?

응! 2차 피검사도 해야 하지만
수치도 꽤 안정적이래!

우와~~~ㅠㅠ 축배를 들어야 하나?
아, 이제 술 같이 못 먹는구나. 이제 임산부인 거야?
그럼 임신 4주차야? 신기하다!
우리가 부모가 된다니!!

이제 9달 남았어. 나도 실감이 안 나ㅜㅜ
보고 싶으니 빨리 와~

그동안 정말 정말 고생했어.
빨리 갈게! 이따 봐!

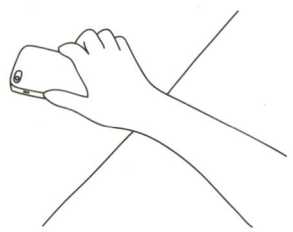

병원에서 이 전화 한 통 받기가
이렇게 힘들고 오래 걸릴 줄이야.

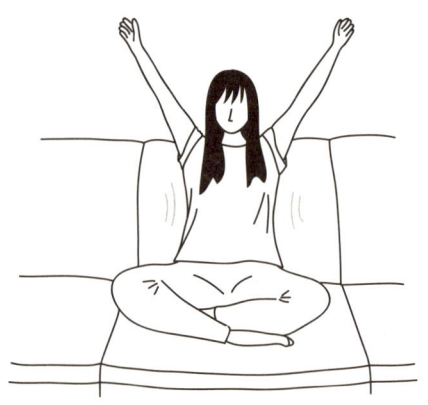

드디어 매번 상상만 하던 일이 벌어졌다.
믿기지 않는다.

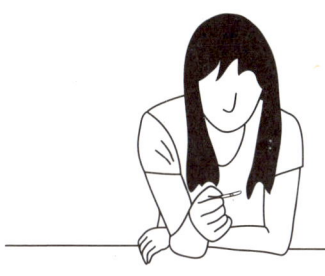

임신에 성공하는 것까지만 수없이 생각했지,
성공하고 뭘 해야 하는지는 상상조차 해본 적 없는데…,

●
●
●

이제 진짜 엄마 되는 건가?

빨리 퇴근하고 싶은데
시간이 잘 안 가네.

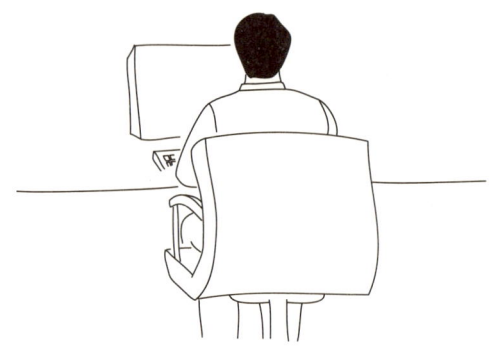

뭐라도 사 가야 하나.
칼퇴해야겠다!

PM 07:00

먼저 퇴근하겠습니다!

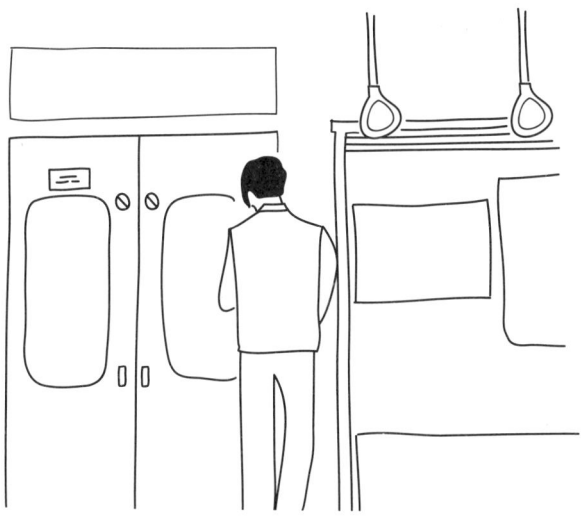

오늘따라 집이 더 먼 느낌이다.

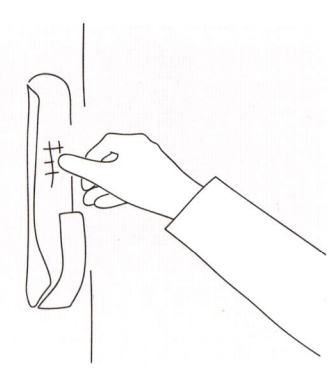

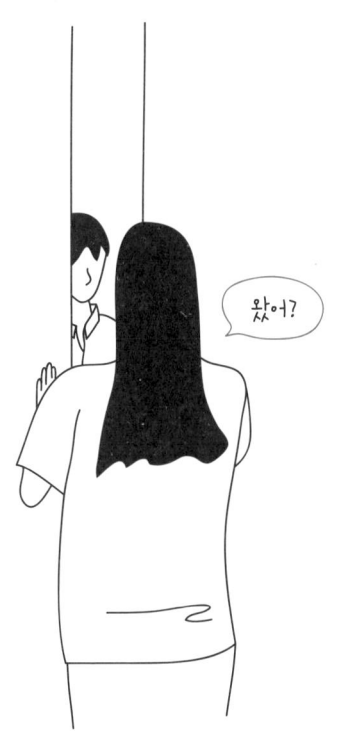

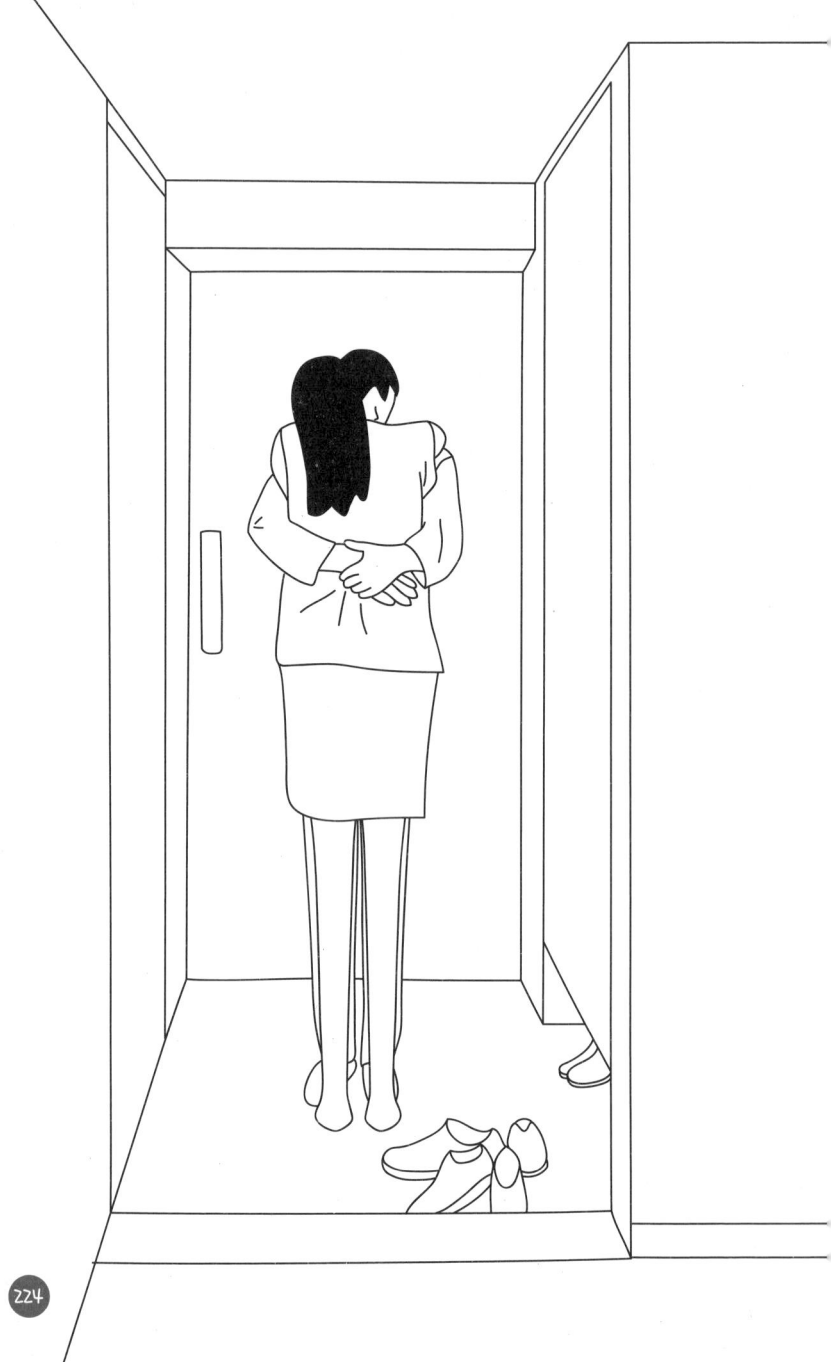

정말 고생 많았어.

30대 끝자락에서 부부가 된 우리는

40대 시작에서 부모가 될 준비를 하고 있다.

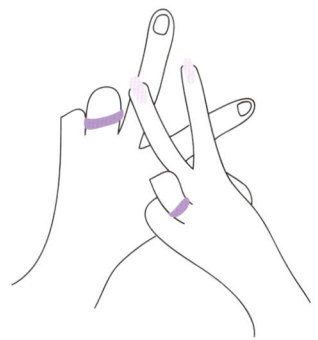

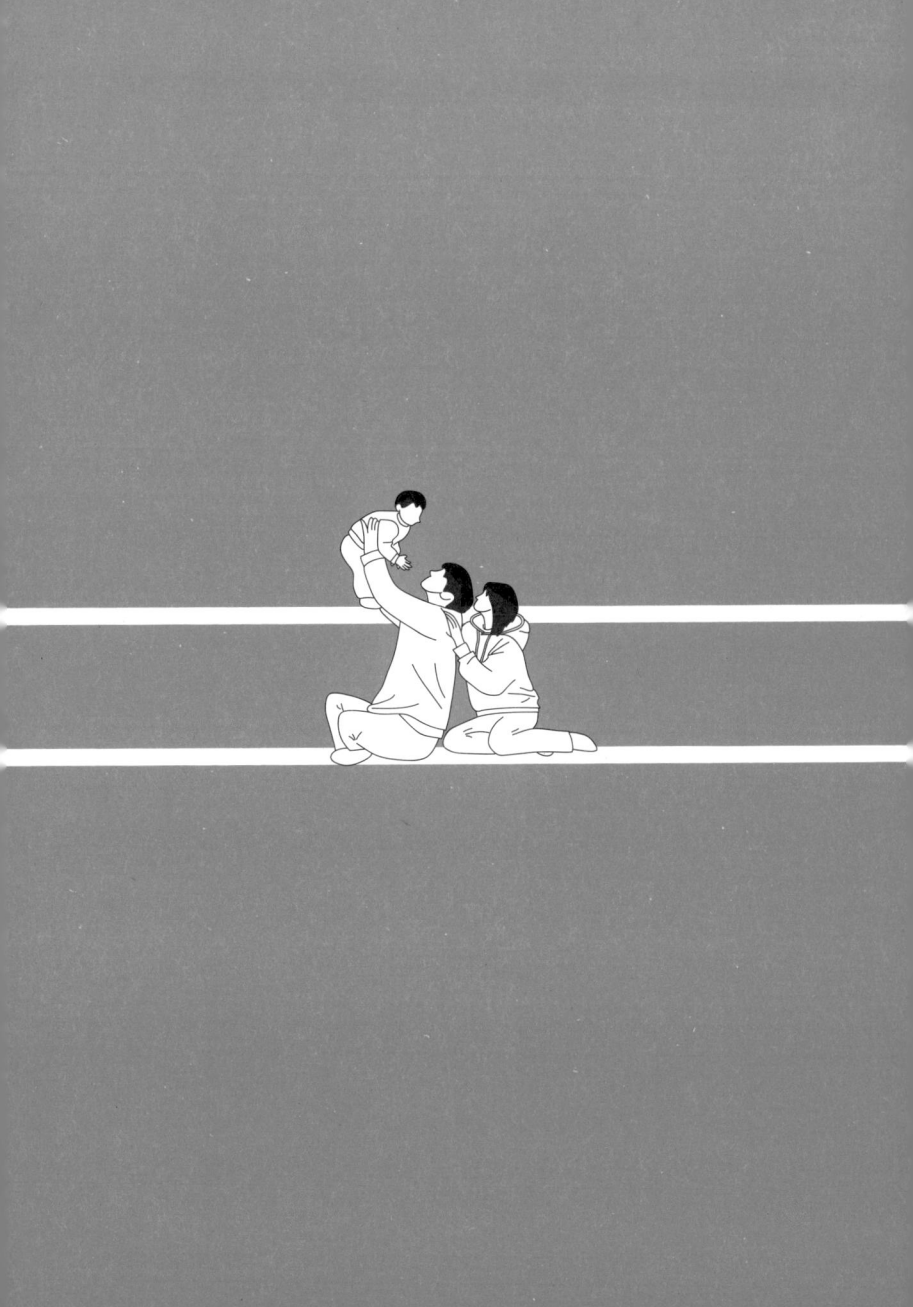

에필로그

여태까지 살면서 느껴보지 못한 행복감과 신비로움을 느끼는 요즘.

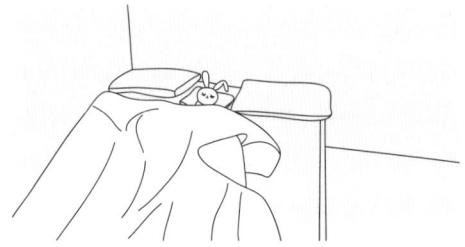

아기의 밤낮이 바뀌어서 뜬눈으로 같이 밤을 새우지만

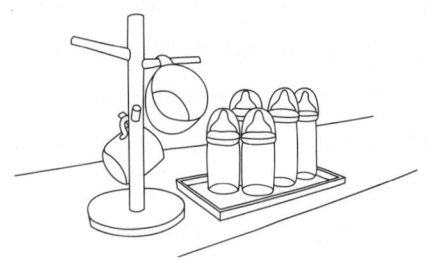

자라나는 아이를 보는 감동에 비하면 얼마든지 감수할 수 있다.

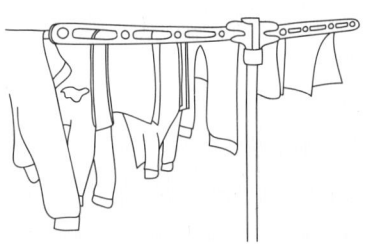

아이가 내 눈을 보며 웃어줄 때면 무엇이든 해줄 수 있을 것 같은 기분이 든다.

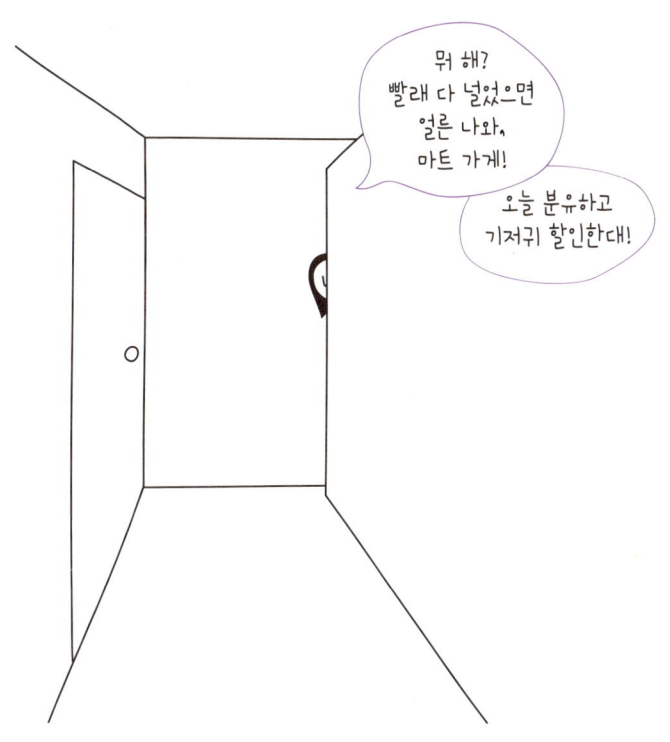

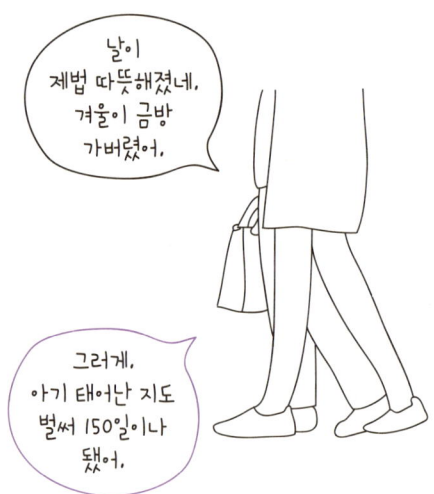

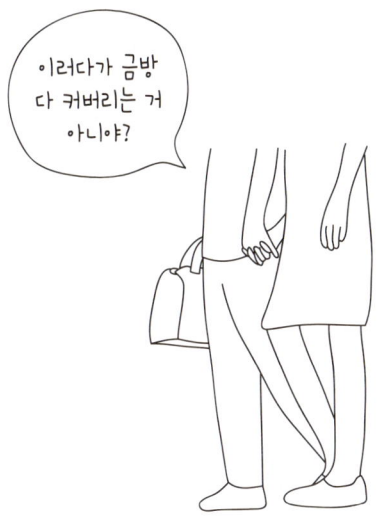

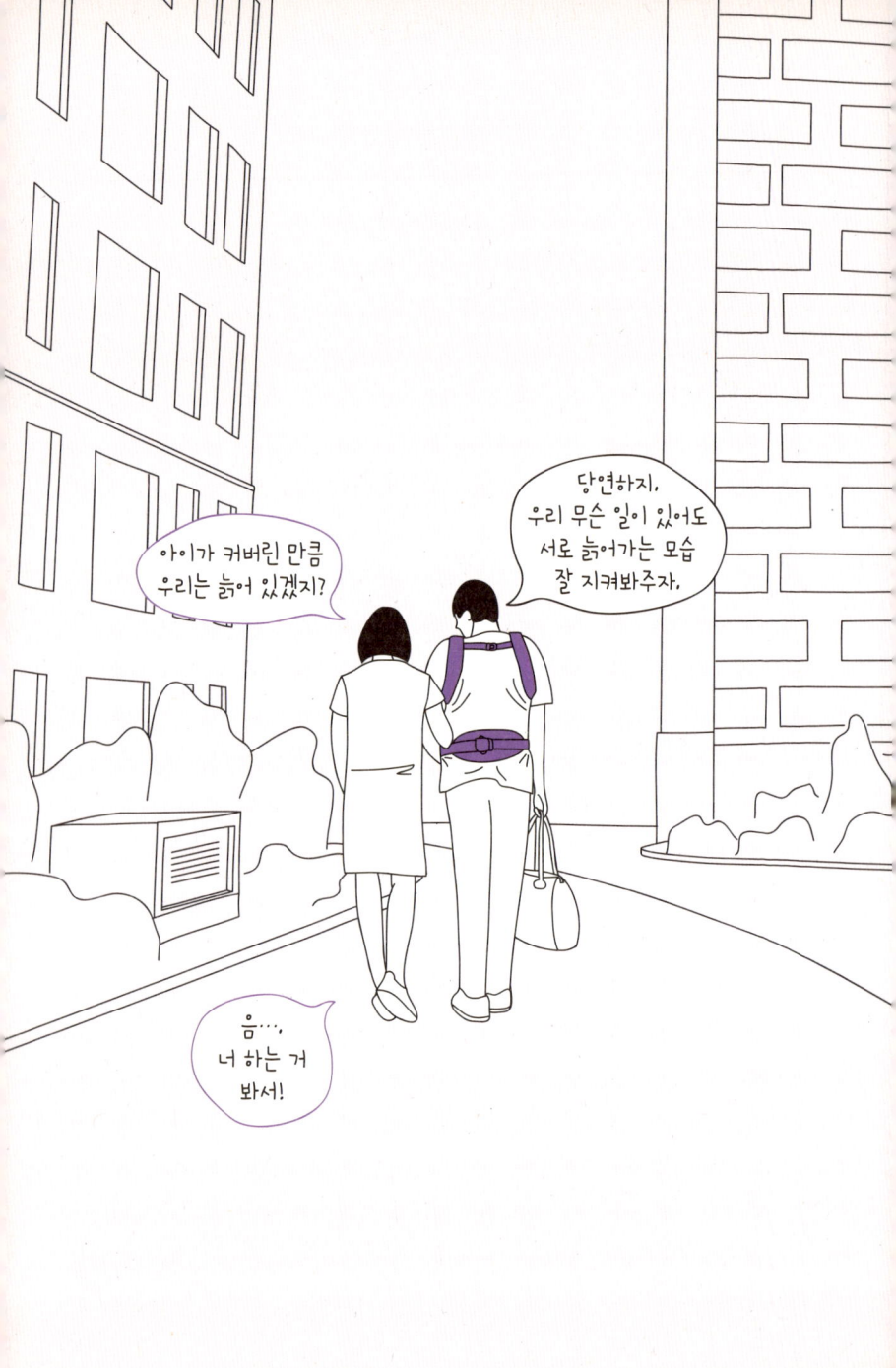

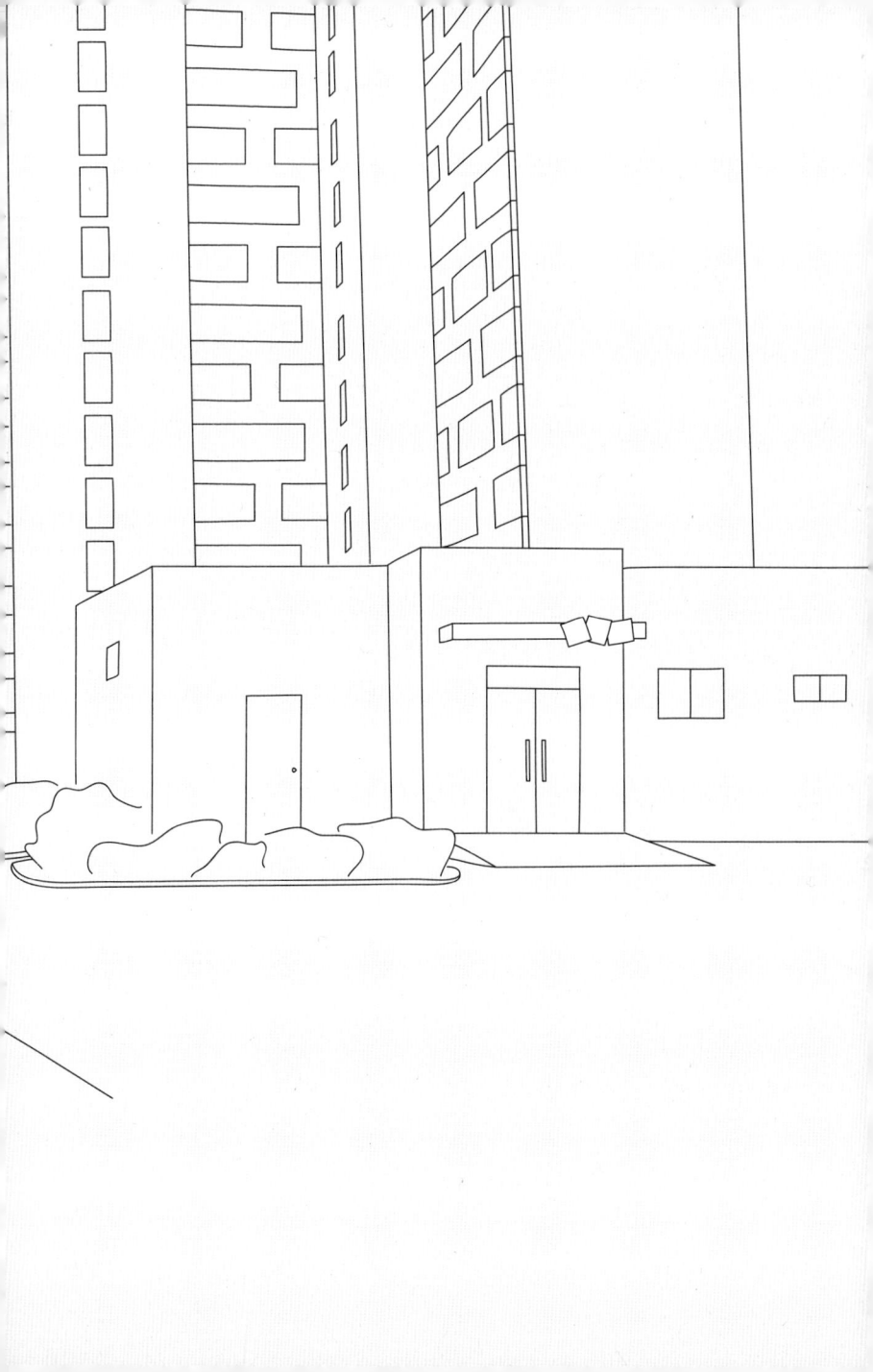

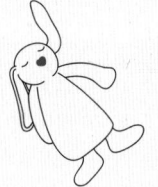

오 베이비